看護師の 倫理調整力

第2版

専門看護師の実践に学ぶ

CNS

鶴若麻理　長瀬雅子

編

日本看護協会出版会

は じ め に

　実践事例を増補した形で，本改訂版を出版できること，感無量である。2018年に刊行した初版は，読者の皆さんより「リアリティーある事例がよい」「思考のプロセスが参考になる」「適度な分量で読みやすい」などの声をいただいてきた。

　第2章では，13の専門領域・20名の専門看護師（CNS）による実践事例を提示しているが，このうち，7つの実践事例は，本改訂版で新たに加わった執筆者によるものである。また，小児看護の1事例は，現代の課題に即した内容に変更している。そのため，本改訂版では，8事例が新しく書き下ろされたことになる。

　2017年からCNSとして認定開始された2分野，遺伝看護と災害看護の2事例（Case 17，20），2019年末に始まる新型コロナウイルス感染症（COVID-19）に伴うパンデミックの経験をもとにした，感染症看護と慢性疾患看護の2事例（Case 14，16），がんの治療中止や再開をめぐる課題を扱ったがん看護の1事例（Case 3），小児看護で現代的かつ普遍的テーマとなっている成人移行期支援に関する1事例（Case 5），発達障害に悩む人々も少なくない現代における，患者の自律性をテーマにした精神看護の1事例（Case 8），急性・重症患者看護で循環器疾患の治療継続をめぐる代理意思決定に関する1事例（Case 11），である。

　また，第2章の実践事例は，実践の内容を踏まえ，本改訂版でも編者らにより，次のような7つのテーマに沿って並べている。

　すなわち，患者の意思決定（Case 1〜3），患者の自立支援（Case 4，5），患者の自律性の尊重（Case 6〜8），代理意思決定（Case 9〜11），専門職の倫理（Case 12〜14），偏見あるいは差別（Case 15，16），権利の優先性（Case 17〜20）に関わる7テーマである。

　倫理的課題については，さまざまな見方やとらえ方があるので，読者の皆さんも，そのテーマの類似性や違いについて考えてみていただきたい。

　新しい8事例も，収載するに当たっては，各執筆者と編者らとの間で，患者の価値，看護師の引っかかり，思考のプロセスが明確になるように検討を重ねた。実践事例としてのリアリティーはご一読されれば実感していただけるはずである。

　初版刊行から4年が経ち，看護職が臨床で倫理を考える営みは，新興感染症の流行なども相まって，より複雑な状況を呈している。その一方，改訂版である本書では，普遍的なこと，本質的なことがより浮き彫りになったように思う。

　本書が，「倫理調整」という実践，ひいては臨床で倫理を考える営みへの議論の一助になれば幸いである。

　最後に改めて，本改訂版においても，第2章のすべての実践事例は，執筆者の臨床での経験をもとにしつつ，本書のために加工してつくったものであることを断っておきたい。

　2022年10月

鶴 若 麻 理

初 版 序

　看護学教育に携わって 10 年になった。専門看護師（CNS）を目指す人々の教育において，本書のテーマである「倫理調整」について考える機会を幾度となくいただいてきた。しかし，私自身はこの「倫理調整」という表現について，「倫理」と「調整」という言葉の結びつきがしっくりこない感じがあり（倫理は調整するものなのか，調整できるものなのか），「倫理調整」と名づけられている実践が，一体どのようなことを指しているのか，調整される倫理とはそもそも何か，ということがずっと心に引っかかっていた。

　看護学の専門家であり，社会学の研究者である友人の長瀬雅子さんに，この私の疑問をお話しし，そのことを考えるために，第 27 回日本生命倫理学会年次大会（千葉大学：2015 年 11 月 29 日）で「専門看護師（CNS）によって調整される倫理とは何か？」というワークショップをともに企画することになった。ワークショップで，いくつかのヒントを得て，まずは CNS の「倫理調整」という具体的な実践を集積して，それがどのような営みであるのかを明確にしてみることが必要と考えた。それが本書『看護師の倫理調整力―専門看護師の実践に学ぶ』の着想の経緯である。

　すでに「倫理調整」に関する書籍はいくつか存在し，「倫理調整」の言葉の意味するところも示唆されてはいるが，本書では，CNS による「倫理調整」とはこういうものだと，はじめから提示するのではなく，CNS による「倫理調整」の実践事例を通して，「倫理調整」という実践の意味するところ，および課題を探究することがその趣旨である。

　第 2 章では，11 の専門領域から，日々の臨床現場でよく遭遇しそうな 14 の実践事例を提示している。豊かな臨床経験をもつ CNS に，自らが「倫理調整」として実践したことを踏まえ，事例を作り上げてもらった。CNS の倫理的課題のとらえ方や思考のプロセスが，できるだけ臨場感をもって伝わるように，

「事例紹介」の後に「倫理的課題があるとアセスメントした理由」を述べ，次いで，具体的な行動やアプローチとして「CNS が行った倫理調整」を記述し，最後に総括的に「本事例の振り返り」を書いてもらった。

　なお，これら実践事例は，実践の内容を踏まえ，編者らにより次のような 5 つのテーマに沿って並べている。

　患者の意思決定に関わるもの，代理意思決定に関わるもの，専門職の倫理に関すること，虐待および患者（胎児や乳幼児を含む）の自由やいのちに関わること，公益性に関わることの 5 つである。

　倫理的課題については，さまざまな見方やとらえ方があるので，読者の皆さんもそのテーマの類似性や違いについて考えてみてほしい。

　本書は，CNS を目指す人はもとより，広く臨床で働く看護職（看護師，助産師，保健師）の皆さんにとっても，日常の臨床で違和感をおぼえたことがどのような倫理的課題と関連しているのか，また，その課題に向き合うためのアプローチを考える糸口になることを願っている。

　また，看護職を目指す学生の皆さんにとっても，実践事例を通して，看護師の実践をよりリアリティーをもって感じることができ，違和感をおぼえるポイントやその背景にあるものがみえてくるのではないだろうか。

　さらに，看護学教育においても，臨床の倫理を考える一つの素材として活用できるのではないかと思っている。

　最後に改めて，第 2 章のすべての実践事例は，執筆者の臨床での経験をもとにしつつ，本書のために加工してつくったものであることを断っておきたい。

　　2018 年 4 月

　　　　　　　　　　　　　　　　　　　　　　　　　　　鶴 若 麻 理

執筆者一覧

編集／第1章・第3章執筆

鶴若　麻理　聖路加国際大学大学院看護学研究科生命倫理学・看護倫理学分野教授／
公衆衛生大学院兼任教授

長瀬　雅子　順天堂大学医療看護学部成人看護学先任准教授

第2章執筆（執筆順）※CNS：専門看護師

中村めぐみ　聖路加国際大学国際・地域連携センターPCC開発・地域連携室マネジャー
（がん看護CNS）

漆戸由紀子　順天堂大学医学部附属順天堂医院看護部（慢性疾患看護CNS）

濵道　彩　順天堂大学医学部附属順天堂医院がん治療センター（がん看護CNS）

寺岡征太郎　帝京大学医療技術学部看護学科精神看護学准教授（精神看護CNS）

権守　礼美　認定特定非営利活動法人シャイン・オン・キッズ
ファシリティドッグ・ハンドラー（前榊原記念病院看護部）（小児看護CNS）

長坂　桂子　西武文理大学看護学部准教授（執筆時：NTT東日本関東病院看護部）
（母性看護CNS）

桑原　良子　長野保健医療大学看護学部看護学科老年看護学講師（老人看護CNS）

綿谷　恵子　筑波大学附属病院看護部（精神看護CNS）

北村　愛子　大阪公立大学大学院看護学研究科教授（急性・重症患者看護CNS）

濵田　米紀　兵庫県立淡路医療センター看護部次長（小児看護CNS）

藤野　智子　聖マリアンナ医科大学病院看護師長（急性・重症患者看護CNS）

佐藤　直子　東京ひかりナースステーションクオリティマネジメント部部長
（在宅看護CNS）

北村　幸恵　順天堂大学医療看護学部成人看護学助教（慢性疾患看護CNS）

瓜田　裕子　りんくう総合医療センター感染症センター副看護師長（感染症看護CNS）

長富美恵子　順天堂大学医学部附属静岡病院感染対策室師長（感染症看護CNS）

小﨑　綾子　順天堂大学医学部附属浦安病院看護部 〔慢性疾患看護 CNS〕

大川　　恵　聖路加国際病院看護部 〔遺伝看護 CNS〕

佐藤　律子　神奈川県立こども医療センター NICU 病棟看護科長 〔家族支援 CNS〕

持田　恵理　大泉町役場健康福祉部健康づくり課 〔地域看護 CNS〕

梶山　和美　北里大学病院看護部災害医療対策室看護師長 〔災害看護 CNS〕

（2022 年 11 月現在）

目　　次

Chapter **1**

「倫理調整」とは何か

① なぜ臨床の倫理を考えるのか

「倫理」という言葉を，私たちは日常的に使用しているが，それが意味するところを明確に言語化できる人は，実際には少ないのではないだろうか。ただ，私たちは「倫理」という言葉を知っており，かつ，それによって表現される，含意する内容を，おおよそ感覚的に理解している。それが実情のように思われる。私たちの日常生活を見渡してみれば，常に何らかの判断をしており，その多くが「倫理」に関係するもので，しかもほとんどは単に理屈によって決定されるというよりは，直感によって決定されている[1]。つまり，私たちは，理由あることを行おうと，常に根拠をつまびらかにして，行動しているわけではないのである。

臨床では，さまざまなバックグラウンドをもち，多様な信念や価値を有している患者に対して，その人の治療，ケア，療養などを，患者を中心にして考えることが必要になってくる。その際，医療者は今までのいろいろな経験から，この治療やケアがこの患者にとってよりよい選択だろうと頭に浮かぶことはある。それが患者の考えや価値と一致すれば，それほど悩むことはないが，そうではない場合も多い。それは，医療者がよりよいと考えることと患者がよりよいと考えることが違うからである。そしてまた，その患者の選択が，医学的にみて利益をもたらすものではない場合などは，医療者を悩ませることになる。

「倫理」とは，辞書的には，「人の踏み行うべき道」「人と人との関わり合いの中で守るべき道理」などと説明される。私たちはさまざまな人々と関わり合いながら日々暮らしており，その中で守るべき道理と解釈できよう。

「道徳」（morality）と「倫理」（ethics）は，同じような意味合いで使用されることが多いが，一般的に，「道徳」（morality）とは，よい・悪い，正しい・間違っているについて社会が共有している，より安定的な信念を指す。「道徳」（morality）は，社会の中で育まれ，次の世代とも共有できるものとして受け継がれていく。私たちは，自分の行動を導くために，この道徳に習慣的に頼っている。一方，「倫理」（ethics）は，特定のグループの人々の一連の規則，原則，価値や理想を指して使われることがある。医師や看護師といった専門職の倫理

(professional ethics) を示すときには，ethics という表現を用いることでもわかるだろう。世界で使用されるガイドラインにも，"morality" や "moral" ではなく，"ethics" "ethical" という表記が使われる。また，「倫理学」という学問は，人々の行動のよし悪しの根拠を考えてきた。なぜその行動がよいといえるのか，あるいはよくないのか，その理由はいかなるものか。その理由を明らかにするためにさまざまな倫理理論が提示されてきた。この学問分野についても，「倫理」(ethics) という言葉が使われてきた。

1960 年代から，社会的，経済的，政治的，人種による不公正に対する市民運動が起こり，そのような中で，医学の進歩による弊害や，人のいのちを尊重しない医療や研究に関する問題が顕在化し，それまで当たり前のこととされてきた生命に関する価値観が問い直され，いのちを守り育てる運動をルーツにもつ，バイオエシックス (bioethics；生命倫理) という学問が生まれた[2]。このバイオエシックスの課題を考える中で，医療という臨床の場でさまざまな倫理的課題が生じており，それに向き合うことが急務であった。それは広く生命と倫理を考えるというよりは，個別の 1 人の患者の視点で何が最善なのかを患者とともに考える営みであり，バイオエシックス (生命倫理) とは別に，臨床倫理 (clinical ethics) と呼ばれ，臨床倫理はバイオエシックス (生命倫理) の一つの領域であると考えられている[3]。

では，なぜ臨床において倫理を考える必要があるのだろうか。Veatch は，医師を例に出して，医師は医学の専門家として医学的知識と技術をもとに，患者にもたらされる医学的利益について予測することができるが，それをもって患者にとっての最善を導くことはできないと述べている[4]。つまり，患者一人一人にとっての福利はとても複雑であり，医学的利益は患者にとって一つの要素でしかないということである。また，医師も看護師もそれぞれの専門職として守るべき倫理をもっているが，それは一般の人々にとっての共通の「倫理」ではなく，むしろ患者一人一人が大切にしている価値や信念があることを医療者は理解し，互いの倫理について話し合い続けるという対話が大事であるということ，つまり，医療現場で倫理を考える必要性について指摘している[5]。

一方，看護においてはどうだろうか。今まで述べてきたように広く「臨床」という表現で示されるものの中に，看護職の実践も当然含まれ，同じように考

えることができるだろう。看護職はもとより一般の人々の中にも,「看護はよきものである」という認識が前提としてあるのではないだろうか。そうであるならば,看護の倫理を考える必要はないように思える。しかし,看護職は患者に対してよい行いと思って看護ケアを提供しても,必ずしも患者はそれをよいとは思わないこともある。看護職が害と考えることと,患者が考える害が一致しない場合もある。つまり,一人一人の患者の生き方や大切にしている価値や信念,看護職の提供する看護に関する知識の有無,価値観,さらに,他職種とのパワーバランス,同僚との関係性,組織の風土,社会制度などが複雑に絡み合い,看護職がよい行いをしようと思っても,そうできない場合もあり,害をもたらすことになってしまうこともある。看護がよきものであるとの認識や,看護職のよい行いをしようとする思いだけでは,十分ではないのである[6]。看護職が直面する臨床での倫理的課題は,看護職の個人的問題に起因する場合もあるが,むしろ組織的,制度的問題が複合的に関わり,看護職はそのような中で,どのように行動すべきなのかとジレンマを抱えることになる[7]。

　このように,臨床では患者を中心として関わり合う人々の価値が交錯し合い,患者にとって何をどのように決めることが最もよいのか,患者や関わり合う人々とともに吟味していかなければならない。

　「高度実践」という言葉も使われるように,看護はますますその専門性を高め,役割が拡大している。専門看護師(CNS;詳細は,本章の③節を参照)などの認定制度は,そのあらわれであろう。CNSの役割の一つに「倫理調整」というものがあるが,本書ではその「倫理調整」としてCNSが日常の実践で具体的に行っていることに焦点を当て,現場で生じている倫理的課題,倫理的な視点からみた臨床の事象のとらえ方,倫理的課題へのアプローチを明らかにする。「倫理調整」として行われているCNSの実践を通して,看護実践の倫理(ethics in nursing practice)について具体的に考え,看護で問われている倫理の本質を考えるヒントにしたい。

　なお,本書では「倫理的問題」ではなく,「倫理的課題」という言葉を使用したい。「問題」と表現することで,解決すべき,あるいは解決できるものであるとの医療者側の認識や,「問題」として扱うという医療者からの見方が強く意識される。患者(当事者)を中心としながら,患者にとって大切な人々,

そして医療者とともに，患者にとって何が最良の道なのかを探ることが，臨床において倫理を考えることであり，それには「問題」という表現やその見方そのものがふさわしくないと考えたからである。

 # 臨床で倫理を考えるための視点

　臨床でジレンマを感じる，あるいは違和感をもつ。臨床経験があれば，そういう思いを一度は感じたことがあるだろう。特に倫理的ジレンマは，臨床家にとって，強い感情と個人的な見解を呼び起こすが，その湧き上がる自分の感情や見解だけでは，その倫理的ジレンマを解きほぐすのに十分ではない[8]。

　先に示したように，臨床倫理というのは，一人一人の患者を目の前にして，患者にとっての最善をともに考えていく営みである。浅井[9]は，臨床倫理を考えるとは，まさに患者の生命と人生について考え，語り，話し合うことになると述べている。また，服部[10]は，医療において倫理を考えること，それは医療と関わりをもつ限り，感性と知性を総動員して引き受け続けなければならない問題であるという。

　では，臨床の倫理を考えるためには，一体どのような視点を身につけておくとよいのだろうか。洋書，和書を問わず，臨床倫理に関係するいかなる書物にも，「この方法を知っていれば，臨床で遭遇する倫理的課題を解決できる」と書いてあるものはない。本書も同様で，万能な方策を提示することはできないが，第2章で示す具体的な実践事例を通し，CNSの問いの立て方や，倫理的視点での事象のとらえ方，段階を踏んだアプローチを知ることで，広く看護職が臨床の倫理を考えるためのヒントになると考えている。

　いくつかの実践事例では，CNSが「倫理的課題があるとアセスメントした理由」などで，「倫理原則」が倫理的課題をとらえる一つの視点となっている。1979年にビーチャムら[11]が，生命医学倫理における4つの倫理原則を提示し，現在に至るまで一定の影響力をもって医療現場で活用されている。

　4つの倫理原則とは，自律尊重（respect for autonomy）の原則，無危害（nonmaleficence）の原則，善行（beneficence）の原則，正義（公正；justice）

の原則である。

　自律尊重の原則は，人が自己の価値観に基づき，考えたり，選択したり，行為したりする権利を尊重せよ，というものである。

　無危害の原則は，他者に対して危害を引き起こすような行動や行為を避けよ，というものである。

　善行の原則は，他者に利益や福利をもたらすような行動をせよ，というものである。

　正義の原則は，人々を平等，公平に扱え，というものである。

　これらの「原則」に使われている言葉・表現は，日常ではあまり使わず，親しみがもてない印象はあるが，難解な倫理理論とは異なり，シンプルで共有しやすい[12]。一方，原則だけではジレンマの解消，優先度の決定には十分ではないとも指摘されてきた[13]。患者に利益をもたらす行為とは何か，害とは何かをさらに個別の文脈を通して，応用して考えることが必要になる。

　臨床で生じる倫理的課題には，さまざまなものがあるが，それらが生じるのは，治療や療養の場所など，何らかの意思決定に関わる場面であることが多い。なぜかというと，意思決定をしようとする場面においては，当然ながら，当事者はもとより，関わり合う人々の価値が浮き彫りになり，それに基づいた価値判断がなされていくからである。ただし，臨床での倫理的課題は意思決定場面にのみ生じるわけではなく，倫理的に重要な瞬間を認識することを含め，重要なことはほかにもたくさんあると指摘されている[14]。

　たとえば，認知症であるために見守りが必要ということで，1日の大半を車椅子に乗せられてナースステーションの前で過ごすことを余儀なくされている患者へのケアのあり方，急性期ユニットにいる意識障害のある患者に対して，通常なら日勤帯で行うべき朝のケアを，深夜帯から行うことが通例になっている状況，療養型病棟で排泄ケアの時間が決められており，それ以外の時間には，本人にトイレで排泄したい意向があってもおむつで対応する方針，など。

　これらは必ずしも意思決定の場面ではないが，患者が1人の人間としてふさわしい扱われ方をされているかどうか，そういった人格の尊重に関わる倫理的課題といえるだろう。

　先に述べたように，意思決定に関わる倫理的課題は臨床でよく生じるため，

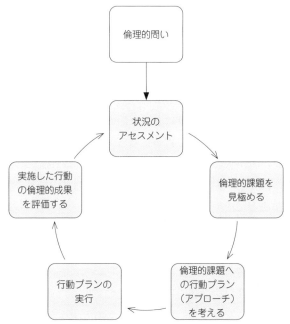

図　倫理的意思決定のモデル（文献[15]を鶴若が翻訳・追記して作成）

　看護職が倫理にかなう意思決定を支援していくためには，どのような視点を身につけて，どのようなプロセスを経て考えていくことが必要かを考えてみたい。

　図は Johnstone の倫理的意思決定のモデル[15]に，筆者が一部追記したものである。追記したのは，最初の出発点の「倫理的問い」である。

　Johnstone のモデルでは，「状況のアセスメント」から始まっており，その中に筆者が追加した「倫理的問い」をも含んでいると思うが，あえて看護職の思考のプロセスとしてこの「倫理的問い」をみえる形にしてみた。

　アセスメントする状況は何かと考えたときに，まず看護職の「何かおかしい」「変だ」という違和感が出発点になっている状況がある。違和感をおぼえるのは，自分の大切に思っている信念や価値と異なっているからである。看護職にとって，何か物事がつながっていない，理解しにくいことが起きているのである。看護職の目の前で繰り広げられている臨床に対する批判的・内省的問い，つまり「倫理的問い」があって初めて，倫理的課題が認識され，吟味されていく。

本節で述べる「臨床で倫理を考えるための視点」として，この「問うこと」，すなわち「問う力」が最も重要であると思っている。違和感をおぼえる状況に，「いつも臨床で起こること」「仕方ない」というふうに，自分の違和感をなかったことのようにしていないだろうか。ウエストン[16] は，ある状況に対して気持ちは「イエス」と答えている，でも倫理は「ノー」と答える，そういうときに私たちはきちんと見つめなければならないと述べている。一つ一つ問うていくことは，やっかいで骨の折れる営みである。なぜ自分はその状況をおかしいと感じたのか，自分が大切に思っていることと目の前の状況は何が食い違い，ずれているのか，自分の信念やこの湧き上がる感情は正しいのか，などである。

　医療従事者が患者になす行為には，たいてい合理的な理由があるものと考えられている。しかし，今まで述べてきたように，患者からみれば常にそれが合理的で，自分にとって最良の理由のあることでもないかもしれない。そういう中で，医療者は医療者として当たり前と考えていること，通例や常識，自分のものの見方をあえて疑い，批判的に問いを立てていくことが求められる。専門家としてのものの見方を疑うなんて，と思うかもしれないが，それは，患者，ひいては一般市民の見方とは同じではなく，しばしば異なっていることを忘れてはならない。専門家としてのものの見方が間違っているとか，そのような見方をしてはならないという意味ではなく，それも一つの見方にすぎないことに自覚的になってみることである。

　次に，「状況のアセスメント」である。違和感をもった状況がどういうものなのか，整理してみるプロセスである。医学的な事実や課題は何か，また，誰がどのような立場で関わり，何をしたのかを明確にしていくとよい。患者の懸念は何か，大切にしたい価値は何か，どのような選好があるか，家族も医療者も同様に，それ以外で関わり合う人々においても，現時点でわかっている懸念，価値，選好について明らかにしてみる。そうすると，現時点で，得ている情報だけでは十分ではなく，足りない情報もたくさんあるはずで，知らないこと，知りたいことも合わせて洗い出していく。そのことにより，生じている複雑な状況を少しずつ解きほぐす鍵がみえてくるだろう。

　続いて，「倫理的課題を見極める」である。臨床では複雑でさまざまな課題が生じている。その中でその課題が倫理的課題であるのか否か，つまり，倫理

的課題ではないこと（たとえば，法的な問題，臨床上の問題，技術的な問題など）との区別が重要になる[17]。まずは，「状況のアセスメント」でみえてきた，患者あるいは家族，医療者の見方や価値を改めて検討し，互いの相違や価値のずれをみていく。そして，ずれている価値の背景にあるものは何なのか，さまざまな価値がある中でそれぞれの重要性を，できる限りそれぞれの立場に立ってみていく。吉田[18] は，患者や家族が体験している世界のリアリティーと，看護師の体験世界が異なるところに，倫理的な価値の食い違いが生じていると指摘している。

　倫理上の，あるいは倫理に関わる課題といったときに，患者の生命，意思，権利，自由，福利，プライバシーなどが，守られていない，損なわれそうな状況にあるという患者の視点から物事をみてみると，倫理に関係する課題に近づけるのではないだろうか。こういった倫理的課題を見極めていくために，先に述べた倫理原則（自律尊重，無危害，善行，正義)[11] も助けになろう。しかし，必ずしもこれらの倫理原則と照らし合わせなければ，倫理的課題がみえてこないわけでもない。臨床に携わる看護職が，一つの見方として理解しておくことは，さまざまな引き出しをもつことにつながると思うが，この原則を用いなければ倫理的課題が分析できないわけではないと思う。

　前述のように，本書第2章の実践事例においても，こうした原則を用いて分析されたものがいくつかある。しかし，各執筆者には，CNSが日常の臨床の事象における倫理的課題をとらえるに当たり，どのような思考プロセスを辿るのかをできるだけ平易に記述することを優先してもらっている。特に倫理原則を用いなければ説明ができないわけではないからである。

　さらに，「誰の」「どのような」課題なのか，できるだけ具体的に考え，ネーミングをしてみるとよい。患者が今後のがんの治療を選択するに当たり，十分な選択肢が提示されない中で決定が迫られているという課題なのか，認知症高齢者の治療が，家族の意向により差し控えられ，高齢者がいのちの危機にあるという課題なのか，など。できるだけ言語化して，具体化してみるのである。

　次は，「倫理的課題への行動プラン（アプローチ）を考える」である。患者と医療者，患者と家族など，それぞれの価値の対立がみえてくる場合もあるが，まずアプローチを考えるに当たり重要なのは，価値の対立（コンフリクト）を

強調しすぎないということである。ウエストン[19] は，対立を強調しすぎると，立場を二極化することになり，かつ，一方が正しくて，一方が正しくないと考えがちになると指摘し，むしろどの立場も一理あるという考えをもつこと，どの立場もどこかに正しさがあるとみる，つまり，「善か，あるいはもう一つの善か」（「善か，あるいは悪か」ではなく）という見方の重要性を指摘している。

　みえている状況は対立しているかもしれないが，その背景に共通する考えがあるかどうか，常に目を向けてみるとよい。臨床においては，さまざまな人々の価値が交錯しているが，互いの共通性を可能な限り見出し，そのことを共通の理解として，互いに納得，合意に近づけるようなアプローチを考えていく。この方策しかないのではなく，さまざまな選択肢をできうる限り考えてみる。そして，その選択肢の中から，どれが患者にとって最良の選択なのか，それぞれの選択肢によって予想される患者へのメリットやデメリットを枚挙し，検討していく。

　次に，「行動プランの実行」である。考えた行動プランを実際に行うことであり，誰が，いつ，どのように関わり，それを実行するのかなどを決めていくプロセスになる。

　最後に，「実施した行動の倫理的成果を評価する」である。行動の結果，どのように事態は進展したのか，患者や家族にどのような影響がもたらされたのか，当初想定されていた影響と比較してみてどうか，などを検討していくプロセスである。これらの評価を積み重ねながら，さらに検討していくべきことがあるのか否か，も考えていく。十分な成果がもたらされていないということであれば，またそれはどうしてなのか，と「倫理的問い」に戻っていく。

　この一連の流れの中にある人々がどのような関与を果たしたのか，また，積極的に関与できる状況がつくられていたのかは，とても重要なことである。たとえば，1人の医師あるいは1人の看護師の影響力が強く，その意見が優勢で，あたかもそれが正当であるかのように決められたとしたらどうであろうか。それは倫理にかなうプロセスとはいえないのではないだろうか。「どのように決められたか」「どのように合意に至ったのか」について，関わり合う人々が積極的に意見を述べられるような環境をつくることは大切である。また，このプロセスは当然ながら看護師1人が行うものではなく，関わり合う専門職とと

もに考えていくプロセスになる。

　このようなプロセスは単なる分析ではない。できるだけ筋道が通った論理で，妥当な理由を示していくことは重要であるが，それだけでは十分でなく，そこには常に想像力と創造的なアプローチが求められる。なぜなら，患者や家族に関心を寄せ，患者や家族の立場になって考えてみることが大切だからである。想像力を失うと，他者も自分と同じようにさまざまなことを望み，守りたい大切なことがあることをみえなくしてしまう。そして，このプロセスは互いに感情をもった人間同士が自らの価値観と向き合い，揺れ動きながら何が最良かを悩みながら考えていくことであり，その中で，自分がとらわれてきた考えを脇に置き，新しい見方で物事を照らし出すことで，今まで考えられなかったような創造的な選択肢やアプローチをも見出せるかもしれない。疾患が同じでも患者一人一人は多様であり，似たようなケースだからといって同じようなアプローチが妥当かどうかはわからないのである。

　まさに，キダー[20]がいうように，倫理はやみくもに公平性ばかりを求め，「正」と「悪」とを判定するものではなく，温かみがあり，何が皆にとって正しいことなのかに思いを巡らせる，この上なく人間味に溢れた活動なのだ。

　このように意思決定のプロセスを考えてみると，状況のアセスメント，倫理的課題の見極め，アプローチを考えること，それを実行すること，その成果を評価すること，いずれのポイントにおいても，最初に述べた「問う」ことの大切さ，そして，問い続けることが常に求められていることがわかるだろう。

③ 用語としての「倫理調整」

　「倫理調整」という語は，「個人，家族及び集団の権利を守るために，倫理的な課題や葛藤の解決を図る」[21]ことを意味する。2004年に日本看護協会が専門看護師規程に専門看護師（Certified Nurse Specialist；CNS）の役割の一つとして追加したときにつくられた用語である。

　CNSとは，日本看護協会が認定する資格制度の一つで，特定の専門分野において卓越した看護実践能力を有する者とされ，CNSの登録者数は2022年

10 月時点で 2,901 名となった（なお，同協会では，CNS のほかに，認定看護師，認定看護管理者の資格認定制度を運営している）。この資格認定制度は，1995 年の日本看護協会総会で CNS 制度が承認され，1996 年から教育が始まった。1998 年に日本看護系大学協議会が設立されて以降，その教育内容の特定と教育課程の認定は，同協議会が行っている。

　日本看護系大学協議会は，グローバル水準の「高度実践看護師」（Advanced Practice Nurse；APN）としての CNS 育成を目的に，その教育内容を検討するため，2005 年に APN 制度検討委員会を発足させた[22]。APN は，「高い専門性と優れた看護実践能力をもつ看護職者」のことで，日本では CNS とナース・プラクティショナー（Nurse Practitioner；NP）の 2 種類がある。同委員会における検討の結果，CNS 教育課程は 26 単位から 38 単位へと増加し，従来の 26 単位教育課程が 2020 年度で終了するに当たり，2015 年 2 月 16 日以降，CNS を APN の一つと正式に位置づけた。

　日本看護系大学協議会では，1998 年の発足当初から CNS 教育課程基準（現・APN 教育課程基準）に，CNS に求める 6 つの役割（実践，教育，相談，調整，研究，倫理）を示していた。その一つである「倫理」については，「倫理的な葛藤が生じた場合に関係者間での倫理的調整を行う」と定義している。1998 年以前の日本看護協会の CNS 規程に「倫理」は含まれておらず，また，2004 年に「倫理調整」が追加されるまで，倫理に関わる役割は明示されてこなかった。しかし，複雑化かつ多様化する臨床の場において，看護職が倫理的課題に遭遇する機会が多くなっていること，倫理的課題を解決や意思決定につなぐための支援が必要になっていること，さらに日本看護系大学協議会の教育課程基準に「倫理」が含まれていたことから，日本看護協会は CNS 規程に「倫理調整」を追加した（鶴若が専門看護師制度委員会（2003 年度）の複数の委員に対して行ったヒアリングによる）。

　APN 教育の先駆けである米国では，その能力・役割が直接的臨床実践，ガイダンスとコーチング，エビデンス（科学的根拠）に基づく実践，リーダーシップ，コラボレーション（協働），倫理的意思決定（ethical decision making）にあるとしている[23]。「倫理的意思決定」とは，専門職種間の役割，医療技術の進歩，プライバシーの保護，患者ケア提供システムの改正，経済的制約の増

大といったヘルスケアを取り巻く環境の変化が，臨床上の倫理的課題をより複雑化させていることから，実践の場においてそうした課題を認識し，何らかの解を得ようとする働きを意味している。

　日本の「倫理調整」と米国の「倫理的意思決定」では，用語が異なり，かつ，語の意味に違いがあるものの，APN が倫理的課題に積極的に関わることへの期待も，その背景も共通している。病院機能分化の促進や在院日数の短縮化による療養環境の変化，多様な専門職種による協働実践の推進，価値観の多様化などによって，患者あるいは当事者と関係者や専門職者間のコミュニケーションのずれや価値観の違いが倫理的課題を発生させやすくしており，かつ，複雑化している。価値観の対立（コンフリクト）は，本人や家族などの関係者の意思決定を阻害することもあるし，看護職自身の罪悪感や困惑を生じさせることもある。看護職は，日常的な実践の中で，本人と家族，あるいは本人と専門職者，専門職種間の対立にみられる主張とその根拠を整理し，本人の意思決定を支援あるいは支持している。この多様化し，複雑化している倫理的課題の理由や根拠をひもとく，あるいは整理し，本人と関係する人々によるシェアードデシジョンメイキング（shared decision making；SDM），ないしは意思決定過程の共有を促進することを，さまざまな関係者や状況を調整するという意味を込めて「倫理調整」としたのではないだろうか。

　では，「倫理調整」とは何か。この解を得るために，13 専門領域の CNS の経験をもとにした実践事例（第 2 章）を通して，臨床では何が倫理的課題となっているのか，その課題にどのように向き合っているのか，明らかにしたい（第 3 章）。

　なお，2022 年 2 月に，CNS の 14 番目の専門分野として放射線看護が分野特定されたが，本書執筆時点では未認定であったため，本書からは除外している。

引用文献

1) キダー，R. M.（中島茂監訳，高瀬恵美訳）（2015）：意思決定のジレンマ，日本経済新聞出版社，p.130-131.
2) 木村利人（1987）：いのちを考える―バイオエシックスのすすめ，日本評論社，p.181-182.
3) Jonsen, A. R., Siegler, M., Winslade, W. J. (2015)：Clinical Ethics：A Practical Approach to Ethical Decisions in Clinical Medicine, 8th ed., McGraw-Hill Education, p.2.

4) Veatch, R. M.（2006）：How philosophy of medicine has changed medical ethics. *Journal of Medicine and Philosophy*, 31（6）：585-600.

5) Veatch, R. M.（2009）：The sources of professional ethics：why professions fail. *Lancet*, 373（March 21）：1000-1001.

6) エルシー・L・バンドマン, バートラム・バンドマン（木村利人監訳, 鶴若麻理, 仙波由加里訳）（2010）：ケーススタディ　いのちと向き合う看護と倫理─受精から終末期まで, 人間と歴史社, p.11-14.

7) 鶴若麻理（2012）：なぜ割り切れない思いやジレンマを感じるのか. 保健師ジャーナル, 68(7)：558-561.

8) Bernard, Lo（2013）：Resolving Ethical Dilemmas：a Guide for Clinicians, 5th ed., Lippincott Williams & Wilkins, p.3.

9) 浅井篤, 高橋隆雄編（2012）：シリーズ生命倫理学 13, 臨床倫理, 丸善出版, p.2.

10) 井部俊子監修, 服部健司, 伊東隆雄編著（2015）：医療倫理学の ABC, 医学書院, p.32.

11) ビーチャム, T. L., チルドレス, J. F.（立木教夫, 足立智孝監訳）（2009）：生命医学倫理, 第 5 版, 麗澤大学出版会.

12) 鶴若麻理, 倉岡有美子編著（2014）：臨床のジレンマ 30 事例を解決に導く看護管理と倫理の考えかた, 学研メディカル秀潤社, p.47.

13) Clouser, K. D., Gert, B.（1990）：A critique of principlism. *Journal of Medicine and Philosophy*, 15（2）：219-236.

14) Guillemin, M., Gillam, L.（2006）：Telling moments：Everyday Ethics in Health Care, IP Communications, p.8.

15) Johnstone, Megan-Jane（2009）：Bioethics：a Nursing Perspective, 5th ed., Elsevier, p.116.

16) アンソニー・ウエストン（野矢茂樹, 高村夏輝, 法野谷俊哉訳）（2004）：ここからはじまる倫理, 春秋社, p.8.

17) 前掲 15）, p.94.

18) 吉田みつ子（2013）：看護倫理─見ているものが違うから起こること, 医学書院, p.9.

19) 前掲 16）, p.72-73.

20) 前掲 1）, p.117.

21) 日本看護協会：専門看護師.
〈https://nintei.nurse.or.jp/nursing/qualification/cns〉

22) 日本看護系大学協議会（2017 年 3 月 15 日）：高度実践看護師教育課程基準. 平成 29 年度版高度実践看護師教育課程基準・審査要項.

23) Tracy, M. F., O'Grady, E. T.（中村美鈴, 江川幸二監訳）（2020）：高度実践看護：統合的アプローチ, 改訂第 2 版, へるす出版.

Chapter **2**

実践事例から

進行がんの苦痛緩和を図るために
鎮静が妥当であるかの判断をめぐる葛藤

事例紹介

　道子さん，55歳，女性。独身で，実家を出て独居。父親は他界しており，母親は他県に在住。

　5年前に乳がんと診断され，乳房切除術後化学療法を継続してきたが，進行を抑えられなくなり，1年前から肺転移・肝転移・骨転移が認められている。1か月前に下肢の脱力を自覚し，腰椎転移による下肢麻痺と診断され，放射線療法を行ったが改善には至らず，自力での歩行は困難となった。1週間ほど前から呼吸困難と倦怠感が顕著となり，がん性リンパ管症と胸水貯留，肝転移の増大が認められた。対症療法により安静時の呼吸困難感は軽減したが起坐位しかとれず，酸素マスクを外すと経皮的動脈血酸素飽和度（SpO$_2$）が低下するため，食事もままならない状態である。

　道子さんは，できる限り仕事を続けるという信念のもと，治療についてはすべて自分で決めてきた。それだけに，これまでいくつもの治療を頑張ってきたにもかかわらず，急速に病状が悪化していることへの不安や恐怖，さらに全介助を要する状態になったことへの悲嘆をたびたび表出した。夜間も眠れず，頻繁にナースコールを押しては不眠・息苦しさ・圧迫感・身の置きどころのなさなどを訴えた。医師は，呼吸状態がよくないために睡眠薬の使用に慎重であり，処方薬を使用してもほとんど効果が認められず，道子さんからの訴えは日に日に増していた。道子さんの支えとなる人はいないかとたずねたところ，母親や

仕事仲間には迷惑をかけたくないとのことだった。

　ある夜，担当看護師が道子さんから，「こんなにつらいのになぜ楽にしてくれないの？　お願いだから眠らせて。目が覚めていたって自分では何一つできるわけでもないし，このままなら終わりにしてほしい……」といわれた。担当看護師も，道子さんの苦痛症状や苦悩を和らげることができないことにいら立ちを感じていた。そこで，リーダー看護師に相談の上，担当医に，「道子さんがあまりにつらそうで気の毒だし，夜間ほとんど眠れていないようだ。看護師が頻繁に呼ばれても対応しきれないので何とかしてほしい」と報告した。医師からの返答は，「そろそろ鎮静するしかないってことか……」であった。

　担当看護師は，「そうかもしれない」という思いと，「本当にそれしかないのか」「鎮静となれば，苦痛や不眠からは解放されても眠ったままになってしまうのか」という疑問が湧いた。それを医師に返したところ，「苦痛を感じなくするために鎮静するわけだから，眠った状態になるのはやむをえないのではないか」といわれ，同席したリーダー看護師は，「悩ましいわね」とつぶやいた。担当看護師は，「誰が決めるのか，この場で決めてよいのか，もう少し話し合った方がよいのではないか」と考え，緩和ケアチームに携わっているがん看護専門看護師（以下，CNS）に相談した。

▌倫理的課題があるとアセスメントした理由

　CNS は，道子さんに鎮静を行うことの倫理的妥当性について，関わる医療チームで検討し，合意を得る必要があると考えた。

　まず，道子さんに関わる人々の思いを整理した（表）。

　がん患者への鎮静に関しては，日本緩和医療学会が基本的な考え方の手引き[1] を示しており，妥当性を判断するための条件＊に当てはめると，医師も看護師も道子さんの苦痛に対処をしたいという意図は共通していると思われた。医師は道子さんの苦痛を緩和する方法として，「鎮静」という方法をほのめかした。看護師はそれによって道子さんがつらさは感じなくなるかもしれない（益）が，眠ったままになってもよいのか（害）というジレンマを抱き，「鎮静」が最善の方法であるのか疑問をもっていた。

表　道子さんに関連する人々の思い

道子さんの思い	・さまざまなつらさがあるのに緩和されていない。 ・母親や仕事仲間に迷惑をかけたくない。 ・楽にならない。 ・眠らせてほしい。 ・現状では自力では何もできない。 ・苦痛が緩和できないなら終わりにしてほしい。
看護師の思い	・道子さんの支えとなる人がいない。 ・道子さんのつらさを緩和できていない状況にある。 ・道子さんのつらさを何とかしたい。 ・夜間，眠らせてあげたい。 ・このままでは道子さんからのコールに対応しきれない。
医師の考え	・道子さんのつらさを和らげる方法としては，鎮静しかないのでは。
家族（母親）の思い	（確認できていない）

　CNS は，道子さんが「終わりにしてほしい」と思わなくて済むように苦痛が緩和されることが共通の目標であるととらえ，そのためにはまず道子さんと十分に話して本人の望み（意向）を確認する，道子さんの生活の質（quality of life；QOL）の観点から苦痛緩和の方法を多職種で検討する，鎮静の適応について倫理的観点から評価する，家族の思いにも目を向けることが必要と考えた。

――― memo ―――

＊鎮静の倫理的妥当性（抜粋）[1]
（1）相応性
　患者の苦痛緩和を目指す諸選択肢の中で，鎮静が相対的に最善と判断されること。
（2）医療者の意図
　鎮静を行う医療者の意図が苦痛緩和にあり，生命予後の短縮にはないことが共有されていること。
（3）患者・家族の意思
　患者に意思決定能力がある場合，鎮静を希望する明確な意思表示があること。
　患者に意思決定能力がない場合は，患者の価値観や事前意思に照らし合わせて鎮静を希望するであろうことが合理性をもって推定できること。
（4）チームによる判断
　意思決定は医療チームの合意として行い，必要な場合には専門家にコンサルテーションを求めること。多職種カンファレンスを行うことが望ましい。

CNS が行った倫理調整

　CNS は，病棟の医師・看護師と緩和ケアチームメンバーとともに，道子さんの苦痛緩和の現状を再評価し，苦痛緩和の手段としての鎮静導入の妥当性について，「治療抵抗性の耐えがたい苦痛への対応に関するフローチャート」（図1)[1] を参考に検討することを提案した。

(1) 苦痛緩和のための方策の検討

　鎮静に踏み切る前に，道子さんのつらさについて全人的苦痛の観点から再アセスメントを行った（図2)[2]。

　これらについて十分な対応がなされているか，ほかにできる緩和的治療はないかについて，緩和ケアチームと病棟スタッフとでカンファレンスをもった。そこで，モルヒネ，ステロイド，抗不安薬の調節を行うこと，病態・予後からみて病状の改善は望めないことから，症状緩和を優先する時期であることを共有した。そして，持続的な鎮静に踏み切る前に，副作用の可能性があっても不眠を改善するための睡眠薬を慎重に使用してみることを緩和ケアチームから担当医に提案し，合意を得た。

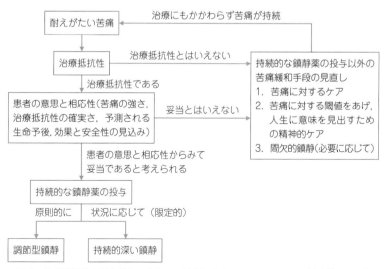

図1　治療抵抗性の耐えがたい苦痛への対応に関するフローチャート（文献[1] による）

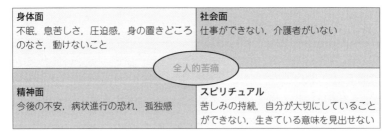

身体面	社会面
不眠，息苦しさ，圧迫感，身の置きどころのなさ，動けないこと	仕事ができない，介護者がいない

全人的苦痛

精神面	スピリチュアル
今後の不安，病状進行の恐れ，孤独感	苦しみの持続，自分が大切にしていることができない，生きている意味を見出せない

図2　道子さんの全人的苦痛についてのアセスメント

　その上で，道子さんにとって耐えがたい苦痛が続いて，緩和治療の効果がなく，全身状態・生命予後からみても鎮静が妥当と評価された場合には，改めて鎮静開始を決定することへの共通認識を得た。

(2) 患者・家族の希望の確認

　道子さんの「眠らせてほしい」という訴えに込められた思いをCNSが本人に確認したところ，道子さんが最も望んでいるのはつらい諸症状が和らぐことであり，その一つとして夜眠れることを切望しているのであって，眠り続けることを望んでいるわけではないことがわかった。

　また，家族や支えについてたずねると，高齢の母親に負担をかけたくない一心で頼らずにきたが，心配をかけているためきちんと話したいと思っていることもわかった。そこで，医療者が母親に病状説明を行うことへの了承を得て，その上で道子さんが母親と話す時間をもてるようにした。

(3) 患者・家族の相互理解の促進

　薬剤の工夫により道子さんは夜間は眠れるようになり，日中の調子がよいときには母親と話をすることができた。母親は道子さんの経過や病状について医療者から説明され，当初は受け入れがたい様子であったが，病棟看護師から道子さんが前向きに闘病してきた様子を聞き，CNSが母親の感情に耳を傾け，受け止める時間をもったところ，道子さんらしい生き方であったことを認め，なるべく苦しまずに過ごせるよう自分もできることをしたいと語った。CNSは道子さんに母親の思いを伝え，各々の気持ちを分かち合う橋渡しをした。

(4) 鎮静の適応の判断

　CNSは，道子さん・医師・看護師，緩和ケアチームで苦痛の評価を継続し，

鎮静開始の妥当性の判断は夜間であっても複数の医療者で行うこと，個人の考えや感情に偏らないことを推奨した。また，鎮静を開始する場合は直前に道子さんの意思を再確認し，道子さんにとって最も望ましい効果（益＝つらさの軽減）が得られ，害（＝コミュニケーションができなくなる）が最小限と考えられる方法を選択すること，母親にも十分説明し同意を得ること，道子さんにとっての益と害を評価しながら鎮静薬を調節し，減量や中止も可能なことを伝えた。

（5）鎮静の開始に向けて

　その後，病状の進行に伴い，覚醒していると苦痛が強くなり，道子さん自身から，日中もうとうとして過ごしたいと希望してきた。当初，母親は話ができなくなることに抵抗を示したが，つらさをがまんさせるのも切ないという言葉が聞かれた。そこで CNS は，再度カンファレンスを持ちかけ，参加した医療者の合意のもとに，間欠的鎮静から持続的な鎮静（調節型鎮静）に移行することになった。

　その後は，目標達成度を評価しながら鎮静薬の量を調節すること，余命を操作するものではないことへの認識を病棟スタッフに促した。また，母親や周囲の人の気がかりへの配慮が大切なことを伝えた。

　道子さんが穏やかに眠っている姿をみて，母親も安心した様子で道子さんにねぎらいの言葉をかけていた。

本事例の振り返り

　本事例では，道子さんの苦痛緩和のための鎮静をめぐって，医師と看護師それぞれの思い，道子さん本人の QOL と真の希望，鎮静が最善の手段かなどの倫理的課題がみえてきた。

　CNS は，病棟看護師のジレンマや疑問を汲み取り，鎮静の適応を判断するには，道子さん・家族（母親）・関わる医療者の合意形成が必須と考えた。道子さんにとっての QOL を改善し，意思を尊重するために，ある看護師が耳にした言葉だけで判断するのではなく，道子さん本人と直接対話をすることで希望を確認した。また，鎮静の妥当性を倫理的視点から判断するために，まず耐えがたい苦痛を緩和する方法がほかにないかを検討した。緩和治療の効果を担

当看護師とともに評価し，道子さんの苦痛緩和が困難と感じられた時点で，カンファレンスの場で鎮静が最善かどうか，率直に意見を出し合うよう促した。また，母親にも説明し，理解・納得のもとに同意を得て進めていった。さらに，病棟看護師に対しては，鎮静開始後の観察・評価のポイントとケアの重要性を伝え，鎮静の様式や水準の選択肢，道子さんの苦痛緩和の評価の仕方，母親への声掛けについても助言した。担当看護師は，道子さんの看護計画にそれらを加え，看護師間で共有した（図3）。

　これらのプロセスを通して，道子さん本人・家族・医師・看護師の合意のもとに，道子さんの苦痛緩和のための鎮静を開始するに至った。また，日々の臨床で悶々とする場面に遭遇したときには，専門スタッフを交えて多角的に話し合うことの意義が明らかとなった。

倫理的課題の明確化

道子さんの苦痛緩和のための鎮静をめぐる看護師の葛藤
苦痛を何とかしたい ⇔ 鎮静しか方法がないのか？

⬇

関連する人々の思考の整理

道子さんと関わる人々の思い（倫理的観点から）
・道子さんの真の希望は？（自律尊重の原則*）
・鎮静が最善の手段か（善行・無危害の原則*）
・道子さんのニーズと対応（正義の原則*）

⬇

意思決定の支援

道子さんに鎮静を導入することの倫理的妥当性の検討
・道子さんの全人的苦痛の再アセスメント
・苦痛緩和の方策の検討（緩和ケアチームの介入）
・道子さんおよび母親の希望の確認
・道子さんと母親の対話・相互理解の橋渡し
・苦痛緩和の評価と鎮静の適応についての合意形成

⬇

最善の対応の模索

鎮静開始後のケアへの助言
・鎮静の目的である苦痛緩和の継続評価
・母親や周囲の人の気がかりへの配慮

*：p.5～6を参照。

図3　CNSによる倫理調整のプロセス

引用・参考文献

1）日本緩和医療学会緩和医療ガイドライン統括委員会編集（2018）：がん患者の治療抵抗性の苦痛と鎮静に関する基本的な考え方の手引き，2018年版，金原出版，p.19, 86-88.
2）田村恵子編（2017）：緩和ケア教育テキスト，メディカ出版，p.56-62.

ALS 患者の気管切開をめぐる意思決定
——多職種間でのサポート体制再構築

▌ 事例紹介

　鈴木さん，40 歳代，女性。夫と中学生の娘との 3 人暮らし。以前は大学で語学を教えていたが，3 年前に筋萎縮性側索硬化症（amyotrophic lateral sclerosis；ALS）*と診断されてからは，自宅療養をしながら，外来通院をしていた。

　診断される 1 年ほど前から，重いものがもてない，歩行時につまずくなどの症状が出現し，筋力低下が徐々に進行し，約 1 年前から，ほぼ寝たきりの生活となっていた。今回，さらなる筋力低下の進行と呼吸困難が生じ，急変時の意思決定および呼吸機能の病状評価を含め，入院となった。入院してからは，自宅でサポートしていた訪問介護員（以下，ヘルパー）が 24 時間付き添いをしていた。

　入院後の呼吸機能の評価としては，ALS の進行を認め，呼吸器管理が必要な状態と判断され，非侵襲的陽圧換気療法（non-invasive positive pressure ventilation；NPPV）**の適用となった。入院前の外来通院中に，外来担当医から本人と家族に対し，病状が徐々に進行しているため，気管切開，胃瘻造設に関して考えておくようにと説明されていた。病棟担当医は，今が気管切開や胃瘻造設に関する意思決定が必要な時期であることを本人，家族に改めて説明した。説明から 3 日ほどで，鈴木さんと家族は気管切開を行うことに同意し，手術準備が行われていた。しかし，前日になり本人から，「やっぱりやりたく

ない」との意思表示があり，いったん手術は中止となった。

　その後，本人，家族が気管切開，胃瘻造設についての意思決定ができないまま，1か月ほど時間が経過していた。病棟看護師から，気管切開や人工呼吸器装着に関して決めきれない鈴木さんに対し，どのように支援したらよいかわからないと，慢性疾患看護専門看護師（以下，CNS）に相談があった。

倫理的課題があるとアセスメントした理由

　CNSは，病棟担当医と病棟看護師，それぞれから鈴木さんをめぐる状況を確認した。

　病棟担当医からの情報では，自力での呼吸が難しく，二酸化炭素の貯留の状態から判断し，人工呼吸器を装着する必要があり，気管切開の適応と判断していた。病棟看護師は，現在の鈴木さんの身体状況と年齢を考慮しても気管切開をした方がよいのではないかと考えていた。また，病棟看護師からは，鈴木さんをサポートしているヘルパーが24時間付き添いをしており，ヘルパーと夫

memo

*筋萎縮性側索硬化症（ALS）

　主に中年以降に発症し，一次運動ニューロン（上位運動ニューロン）と二次運動ニューロン（下位運動ニューロン）が選択的にかつ進行性に変性・消失していく原因不明の疾患。症状は，筋萎縮と筋力低下が主体であり，進行すると上肢の機能障害，歩行障害，構音障害，嚥下障害，呼吸障害などが生ずる。一般に，感覚障害や排尿障害，眼球運動障害はみられないが，人工呼吸器による長期生存例などでは，認められることもある。病勢の進行は比較的速く，人工呼吸器を用いなければ通常は2～5年で死亡することが多い。

　発病率は，人口10万あたり約1.1～2.5人/年で，60～70歳代で最も発症率が高くなる。男性が女性に比べて1.2～1.3倍程度，発症率が高い。2020年度末の特定疾患医療受給者数によると，全国で10,514人が罹患している。発病危険因子として，喫煙が確立したリスクである[1]。

**非侵襲的陽圧換気療法（NPPV）

　気管切開することなく，マスクを介して換気を行う治療法。

がよく病室で意見を衝突させている場面に遭遇することや，ヘルパーから気管切開に関する質問を受けたとの情報があった。

これらの情報から，気管切開を行うという問題に対し，関わる人々の価値観が鈴木さんの意思決定に影響を及ぼしているのではないかと予測した。

そして，CNSはまず，鈴木さんが気管切開に一度同意したが撤回するに至った経過を明らかにし，鈴木さんの意思を改めて確認していく必要があるのではないかと考えた。

CNS が行った倫理調整

（1）鈴木さんの病気に対する認識を理解する

鈴木さんがALSをどのようにとらえているか，気管切開や胃瘻に関する認識，今後どのような生活を望んでいるか，気管切開の意思決定に何が影響しているかを把握する必要があると考え，鈴木さんの思いを聞いた。

鈴木さんは，今まではなかったのに呼吸が苦しい感じがする，食事をするにもどんどん時間がかかるようになってつらい，体が重くてベッドに縛りつけられているみたいでどうにもならない，また，本当にこの状態で生きていけるのか，子どものためには生きていきたいと話した。

鈴木さんの「語り」を通して，今までは筋力低下がありつつもサポートにより何とか生活ができていた状況から，食事ができないことや呼吸困難が生じたことで初めてALSの進行を体で感じ，生命の危機を感じていることを推測した。

また，ヘルパーに，気管切開をしながら生活する大変さを理解しているのか，医療処置が必要になるため，今後は同じようにサポートするのは難しいなどといわれ，気管切開や胃瘻造設をした後の生活のイメージができず，サポート体制に対して大きな不安を感じていることがわかった。

CNSは，気管切開や胃瘻造設をした後の生活に関して再度，本人が疑問や不安に感じていることを含め，説明を行った。すると，関わる人々の意見が鈴木さんの意思決定に影響し，意思が大きく揺らいでいることがわかった。

（2）関わる人々の価値観を明確にする

次に，関わる人々の価値観を明確にするために，病棟担当医，病棟看護師，

夫，ヘルパーの思いをそれぞれ聞いた。病棟担当医は，鈴木さんは年齢も若く，気管切開によるリスクが低いため，サポート体制を整えれば在宅療養は十分可能と判断していた。また，3年前の診断時から気管切開や胃瘻造設については十分説明していたのに，鈴木さん夫婦が十分な検討をしてこなかったのではないかと考えていた。

　病棟看護師は，中学生の子どもがいることや年齢を考慮しても気管切開をした方がよいのではないかと考えており，在宅でのサポート体制も整っているため，なぜ本人がここまで迷うのか疑問に感じ，どのように支援すればよいか悩んでいた。

　夫は，妻が決めることに従う，彼女の意向を尊重したい，子どものためにも生きてほしい，しかし，自分1人でみていくことは難しいと語った。鈴木さんの意思を尊重したいという思いがあるが，マンパワーが不足し，家族だけではサポートが難しいことを感じていた。

　また，今までのサポートメンバーのままでうまく支えていけるのかという不安も示した。気管切開をした場合には医療処置が多くなるため，ヘルパーから撤退する可能性を伝えられていた。私たちが雇っている側なのに，ヘルパーや看護師はプロであるにもかかわらず家に来てあれこれやり方を聞いたり，雑だったりして，プロとしての自覚がないなどの発言もあった。

　これらの発言から，在宅サポートのメンバーに対する不信感が生じている状況があり，今後の療養をする上で調整が必要と感じた。

　ヘルパーは，鈴木さんは病状を理解できていない，日常生活ができなくなっている自分を受け入れていない，だから食事も2時間かけて私たちに手伝わせて口から食べさせようとする，私たちがやっているケアを信用していない，気管切開となると医療処置が増えるから私たちの行為一つ一つが生死に関わってくる，信用されていないのにサポートはできない，気管切開したいのは本人と家族だが，みていくのは私たちなのに彼らは何も考えていない，気管切開するなら今後は撤退するかもしれないと家族に伝えていると話し，鈴木さん夫婦が病状を理解していないととらえていた。

　担当の介護支援専門員（以下，ケアマネジャー）は，これまで鈴木さんはヘルパー事業所やケアマネジャーを何度も変更しており，良好な信頼関係を保て

ない状態のまま，各事業所がサポートを行っており，困難事例としてとらえていた。気管切開や胃瘻造設に関しては，鈴木さんが病状を理解できていないとヘルパーや訪問看護師から情報があり，サポートする自信がないと話した。

　これらの情報から，鈴木さんの気管切開の意思決定に，在宅療養をサポートしている多職種の関わりや意見が影響を与えているのではないかと考えた（図）。また，気管切開後の在宅サポート体制がどのように整えられるかが未確定な状況にあることに対しての不安もあると感じた。さらに，本人・家族と在宅サポートチームの信頼関係が崩れている現状があり，訪問看護ステーションが2か所，ヘルパー事業所が3か所関わり，ALS サポート団体，理学療法士など多職種がサポートしているため，それぞれの職種で，鈴木さんの病気や療

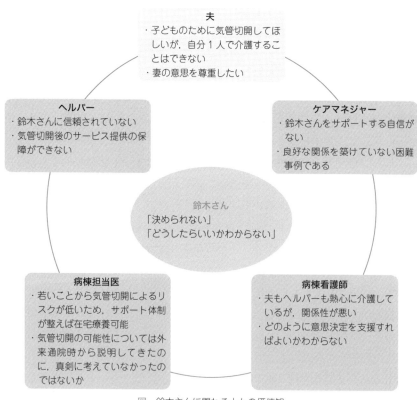

図　鈴木さんに関わる人々の価値観

養生活に対する価値観の相違が生じているのではないかと考えた。

(3) 価値観を共有し，合意形成を図り，サポート体制を再構築する

そこで，鈴木さんの置かれている身体状況や心理状態を，関係する人々全員で把握し，鈴木さん夫婦と在宅サポートチームの信頼関係を取り戻すためのカンファレンスを提案し，次の3点について合意形成をするための話し合いを行った。

① 鈴木さんの病状と今後の病気の変化を共通理解すること。

鈴木さんの身体状況を，関わる職種全員で把握するため，病棟担当医から，病状と，鈴木さんのALS進行に伴う気管切開の必要性に関して説明を聞き，その場にいた多職種全員が共通理解できるように促した。

② 鈴木さんが気管切開の意思決定に苦悩や葛藤を抱いていることを共通理解し，関わる職種の言動が意思決定に影響することを自覚すること。

鈴木さんはすでに3年前からALSと診断されていたが，鈴木さんの語りから，今回の入院で初めて呼吸・嚥下障害を自覚し，身をもってALSの進行を痛感していることがわかった。そこで，気管切開や胃瘻造設が必要な時期になったと認めざるをえない苦しい心境を抱え，葛藤している状況を理解することが最優先であると伝えた。そして，気管切開を行い，人工呼吸器装着となった生活に不安があり，踏み出せない現状があることや，関わるすべての人々の気管切開に対する価値観が鈴木さんの気管切開の意思決定に影響していることを伝えた。よりよい意思決定を行うためには，鈴木さんに気管切開の必要性の有無のみを伝えるのではなく，どちらを選択したとしても療養できるような環境を整えることや，多職種がどのように連携していくかが重要であることを伝えた。

③ 在宅療養サポート体制を再構築すること。

安心して在宅療養を行うためには鈴木さん・家族と医療者がどのように歩み寄ることが必要か，それぞれの立場での思いや葛藤についての意見交換を行った。また，円滑に療養生活を送るために，定期的に在宅チームでのカンファレンスを行うこと，できることとできないことをきちんと伝え，互いが譲歩する姿勢をとること，雇用する側とされる側という関係ではなく，よりよい生活をするための支援者としてヘルパーに接すること，多職種がよりよく連携するための申し送りノートを使用すること，といった約束事などを取り決めた。鈴木

さんは最後に，「在宅サポートチームが受け入れてくれなければ生きていくことができないから，協力してほしい」と訴えた。カンファレンスの後に，サポート体制の再度の見直しを行い，鈴木さんは気管切開を行うという意思決定をした。

▌本事例の振り返り

　鈴木さんは意見交換を通して，「雇うとか雇われるという考えはよくなかった。『自分の思いを理解してサポートしてくれる人たち』という考えがもてるようになった」と話し，夫は，「よいことも悪いことも吐き出せたし，本音で話せてわだかまりがなくなってよかった」と話した。

　鈴木さんはその後，気管切開を行い，人工呼吸器装着となり，胃瘻造設後，自宅退院となった。医療処置の関係上，ヘルパー業者の変更はあったが，定期的にカンファレンスを行い，鈴木さん夫婦からの意見や要望を聞き入れながら療養生活を支援している。

　本事例は，気管切開と胃瘻造設に関する本人の意思決定という場面において，多職種の価値観により意思決定が左右され，真の意味で患者の自律を尊重することができていない状況であった。この倫理的課題に対し，多職種でのカンファレンスを開催したことで，関わる人々の価値観が，鈴木さんの気管切開に対する意思決定に影響するということへの気づきを促すアプローチにつながる，有用な関わりだったといえる。

　選択することを支援するのではなく，気管切開と胃瘻造設を選択しなければならない鈴木さんの苦悩や葛藤を理解することが最優先であった。そして，どのような選択をしたとしても安全で安心な療養生活を送れるように，医療，福祉，介護がどのように連携していくかを提示することが最大の支援になるということをカンファレンスの場で合意形成できたことが，本事例において重要であった。

引用・参考文献

1) 難病情報センター：筋萎縮性側索硬化症（指定難病2）.
　〈https://www.nanbyou.or.jp/entry/52〉

治療中止を選択後,治療再開を望む患者への関わり
——自己決定の尊重

　泰子さん,70歳代,女性。1人暮らし。長女,次女,長男はそれぞれ家庭があり,近所で暮らしている。キーパーソンは次女で,通院時の付き添いや治療選択時の泰子さんのサポートは,次女が中心になって行っていた。

　泰子さんは,2年前に遠位胆管がんの診断を受け,術前化学療法と手術を行った。手術から1年後,局所再発がわかり,化学療法を開始した。化学療法を開始し1か月経過したころ,訪問看護師を通し,副作用のつらさから治療継続に悩んでいると,がん相談支援センターへ相談があり,がん看護専門看護師(以下,CNS)が外来での支援を開始した。泰子さんは,孫の成長を楽しみにしており,家族の後押しもあって,抗がん剤の投与量を減量し,支持療法を併用しながら治療を継続することになった。

　化学療法を開始して8か月後,肝転移の増悪を認め,治療中止を提案された。そのころ,泰子さんは,易疲労感や腹部・背部の痛みに悩まされており,「化学療法を始めてから『今日は調子がいい』という日がなく,いつも体がつらい。頑張ってやってきたけれど,もういいかな」と,治療中止を了承した。CNSは,泰子さんと次女と今後の過ごし方について相談していくことにしていた。

　数日後,泰子さんよりCNSに,「先生から治療をどうしようかたずねられたとき,体調がとてもつらくて,一方的に治療をやめるといってしまったんです」と,治療再開希望の連絡があった。再度,病状説明の場が設けられ,化学

療法の効果は期待できず，副作用で命を縮めるリスクの方が高いことが医師より説明された。泰子さんは，「わかりました。あとどのくらいでしょう？　1か月くらい？　最近は心配で夜も眠れない」と話した。また，今後について，「自宅で家族と過ごしたい。家族ではもうみることができない状態になったら緩和ケア病棟に入院します」と話した。医師からは，「1か月でどうこうなるような体調にはみえませんが，お約束は難しいです」と返答され，往診医導入と緩和ケア病棟の面談を進める方針となった。1週間後，泰子さんと次女は，他院の緩和ケア外来を受診し，そこの医師や看護師らによる面談を受けた。

　その後，泰子さんより CNS に電話があり，「副作用が怖いけれど，入院してなら化学療法をできる気がする。このごろは吐き気もよくなったし，夜も眠れていて，『元気なのになんで治療をやめたの？』と家族からいわれるんです。先生がどうしてもできないというなら仕方ないけれど，頑張りたい」と再度相談があった。泰子さんの思いを担当医に伝えると，担当医は，「化学療法をやりたいなら続けてもいいけれど，効果は期待できない。毎回入院して化学療法をするのも難しい」と答えた。

倫理的課題があるとアセスメントした理由

　泰子さんは，がんを再発し，化学療法を開始した当初から，治療効果と副作用のつらさとの兼ね合いに悩みながらも治療を継続してきた（図1）。

　担当医が，泰子さんの希望のまま医学的適応のない治療を再開した場合，治療効果が得られないばかりか，化学療法の副作用で生活の質（QOL）が低下することが予測され，それは無危害の原則*に反すると考えられた。また，治療を中止することでのよいこと（利益）と悪いこと（不利益）を身体的側面からだけでなく，泰子さんの意向や価値観，懸念や希望などを踏まえて検討しなければ，治療中止が泰子さんにとって本当の意味での利益とはいえず，それは

── memo ──
*医療倫理の四原則（4つの倫理原則：自律尊重，無危害，善行，正義）
p.5〜6を参照。

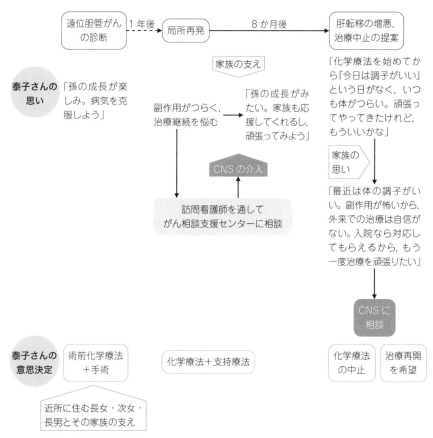

図1　治療再開を希望するまでの泰子さんの意思決定

善行の原則*に反すると考えられた。何より，今まで悩みながらも自身で治療を選択してきた泰子さんが，治療の再開・中止という大事な選択を自己決定できるよう話し合いの場をもつことは，自律尊重の原則*を守ることにつながる。

　患者の意向は，病気や治療についてのとらえ方だけでなく，患者を取り巻く状況にも影響を受ける。泰子さんの治療に対する意向は短期間で変化しており，気持ちが揺れていることがうかがえた。そのため，泰子さんの意向に影響を与えている要因を明らかにし，泰子さんが自身の価値観や人生の計画を考慮した選択ができるよう支援する必要があると考えた。

CNS が行った倫理調整

(1) 泰子さんの治療に対する思いを確認する

　CNS は，泰子さんが治療をしたいと考える，その思いの背景を確認するため，泰子さんに連絡をした。

　入院治療は難しいことを伝えると，泰子さんは，「外来で化学療法をする勇気はないです。1 人であのつらさには耐えられない。入院ならみんなに対応してもらえて頑張れると思うの」「最近は体の調子もよくて，久しぶりに描きたかった絵を描いたり，娘の仕事を手伝ったりしているんですよ」「家族から『こんなに元気なのに』といわれて，治療をやめてしまったことに罪悪感があるんです」と話した。

　泰子さんにとって，化学療法の副作用はつらい体験として認識されている一方，休薬期間による副作用の改善と支持療法による全身状態の回復は，治療再開への期待につながっていた。また，泰子さんは，家族の励ましで何とか治療を継続してきた過程があり，家族の期待に応えられない申し訳なさが，泰子さんの意向に影響していることがわかった。

(2) キーパーソンである次女の思いを確認する

　泰子さんがこれまで治療を継続してきた背景には，次女を中心とした家族による精神的支えがあった。CNS は，短期間で変化している泰子さんの意向をどうとらえているか確認するとともに，泰子さんの抱いている罪悪感を共有し，今後どのように泰子さんを支えていきたいと考えているか，次女の思いを確認した。

　次女は，「緩和ケア病棟の面談後，母は気落ちしています。治療もせず最期を待つのはどうかと思ったのだと思います」「母には希望をもって生きてほしいです。今のままでは，『医師に見捨てられた』と思って過ごしていくと思う。母が治療したいのであれば，私はそれを止めたいとは思いません」と話した。

　次女の話から，泰子さんは，緩和ケア病棟の面談を通し，さらに死を身近に感じ，死への不安や将来への希望のなさといったスピリチュアルペインが増強している状態と考えられた。また，次女は，泰子さんの治療意欲を支え続けることが泰子さんの希望につながると考えており，このまま治療を中止することで

泰子さんが医師に「見捨てられた感」を抱いたまま過ごすことを危惧していた。

　泰子さんの治療に対する思いは死への不安から揺らぎやすい状態であり，次女の意向は強く影響を与えると考えられた。そのため，CNS は，泰子さんの立場から考えた最善が何かを次女とともに検討する必要があると考えた。

(3) 泰子さんの立場から考えた最善を次女とともに検討する

　次女との話し合いから，次女が，治療中止＝「見捨てられた感」を抱いていたことを察したため，CNS は，治療を継続した場合のメリット・デメリットを次女と共有することとした。CNS は，治療を継続することで死への不安が緩和され，泰子さんの希望を一時的に保つことができるというメリットを伝えた。一方，今後は，化学療法の副作用に加え，病状進行に伴う症状が生じやすくなるため，化学療法を継続することで，『調子がよい』と思える日が減り，泰子さんの QOL 低下につながるおそれがあるというデメリットを共有した。そして，本日の話をほかのきょうだいと共有し，家族内でも相談することをすすめた。

　翌日，次女から，「あれから，母が上手に化学療法を卒業できる方法がないか考えました。母は，先生の前では明るく振る舞うのですが，家でひどく落ち込んでしまうので，フォローがとても大変です」「先生の前だと遠慮して話をしなくなってしまうんです」「『どこでどう苦しみをとろう』とか，緩和のことばかり考えて，気持ちのつらさが増してしまうことは避けたいです」と連絡があった。CNS は，病状説明における次女の気がかりを医師と共有することを次女へ伝えた。そして，病状説明の場を調整するに当たって，泰子さんを支える次女の負担感が和らぐ説明方法を検討する必要があると考えた。

(4) 泰子さん・家族・医師が互いの思いを共有できる場の調整をする

　CNS は，病状説明に当たり，次の 3 つのポイントが重要と考えた。

　① 泰子さんが，自分の言葉で医師に治療に対する思いを伝えられること。

　② 医師の思い（病気だけでなく，泰子さんのことを考えた提案であること）が，泰子さんに伝わること。

　③ 次女を中心とした家族が，泰子さんのサポートをしやすいよう，今後の目標を共有し，精神的サポートに苦慮している次女の負担感を軽減すること。

　これらを医師と共有し，病状説明に同席した。

　泰子さんは治療再開について、「最近は、散歩を日課にしています。絵を描いたり、娘の仕事を少し手伝ったりもしています。こんなに元気になったから、入院して抗がん剤の量を100％に戻したら、もっと長生きできるんじゃないかな」と医師に話した。

　医師は、「泰子さん、これまで手術・化学療法とよく頑張って治療を続けてこられましたね」とねぎらい、「これまで体調をみながら化学療法を続けてきましたが、最近は特に、泰子さんがつらそうにみえることの方が多く、心配していました」「今日、いつもより元気そうな泰子さんのお顔をみられて、ご自宅で好きなこともできていると聞いて嬉しく思います」と続けた。そして、「効果が期待できない化学療法を再開して、泰子さんの元気な時間を奪ってしまうのはどうなのかと考えています」と、泰子さんに投げかけた。

　泰子さんが「今月一杯は生きられますか」とたずねると、医師は「他に転移しているわけではないし、そんなに速く進行している印象はありませんよ」と答えた。

　続けて次女が、「緩和ケア病棟の面談で、これから起こりうる体調の変化や延命治療についての話もあり、死ばかり考えてしまうのだと思います」と話した。

　CNSが、「死を身近に感じてしまうような面談だったのですね」と繰り返すと、泰子さんは、「今までは、病気を治す、生きるレールを進んできたけど、これからは死ぬレールを進んで行くのね」と話した。

　CNSは、残念ながら、病気を抑えるという目的ではなくなるけれども、それが死へ向かうレールだと医療者は考えていないことを伝えた。そして、化学療法をしていたとき、「『今日は調子がいい』という日がなく、いつも体がつらい」と話していた泰子さんがとても印象に残っていて、「調子がよい」と思える日が1日でも多くなれば嬉しいと考えていること、緩和ケアを受けながら1日1日をよりよく過ごす、そういうレールだと思っていることを伝えた。

　次女が泰子さんに「また、元気に過ごしている姿を先生にみせに来ればいいじゃない？」と話しかけると、泰子さんは、「先生にまた会いに来てもいい？」と話した。医師が、「元気な姿をみられるのを楽しみにしていますよ」と伝え、病状説明は終了した。

　泰子さんが治療再開を希望してから、泰子さんが「自分らしい生の全う」のために自己決定するまでのCNSの関わりを図2に示す。

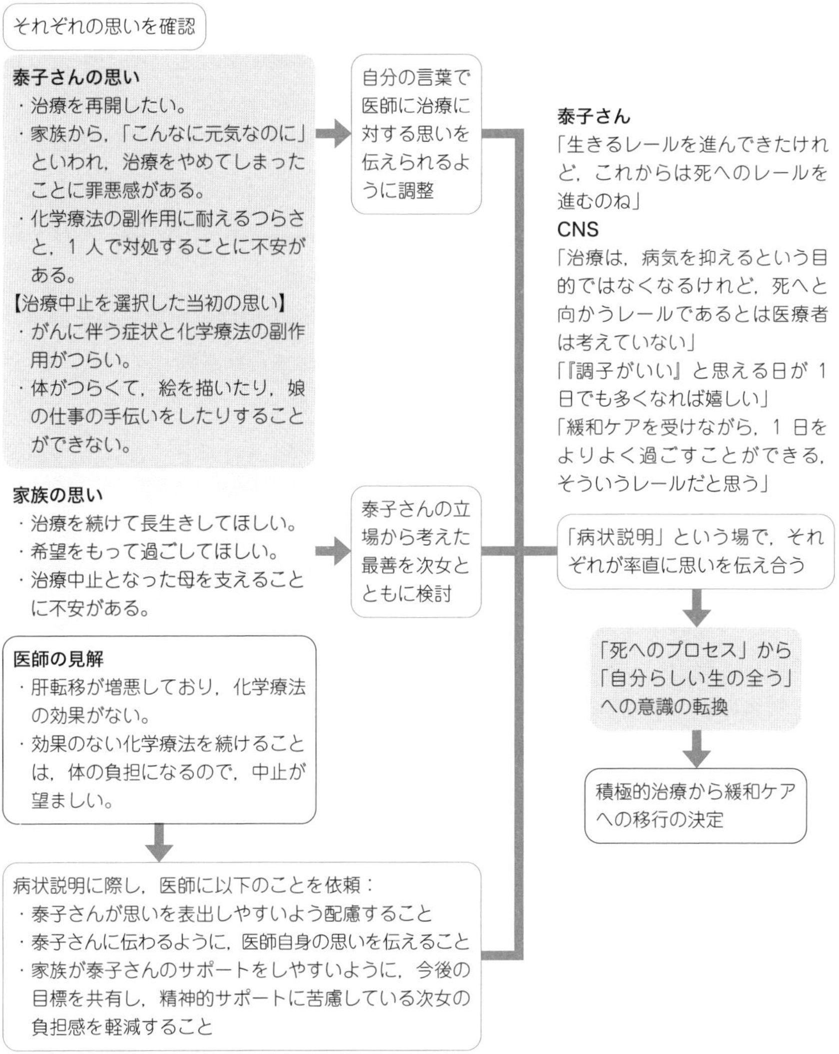

それぞれの思いを確認

泰子さんの思い
・治療を再開したい。
・家族から，「こんなに元気なのに」といわれ，治療をやめてしまったことに罪悪感がある。
・化学療法の副作用に耐えるつらさと，1人で対処することに不安がある。
【治療中止を選択した当初の思い】
・がんに伴う症状と化学療法の副作用がつらい。
・体がつらくて，絵を描いたり，娘の仕事の手伝いをしたりすることができない。

自分の言葉で医師に治療に対する思いを伝えられるように調整

泰子さん
「生きるレールを進んできたけれど，これからは死へのレールを進むのね」
CNS
「治療は，病気を抑えるという目的ではなくなるけれど，死へと向かうレールであるとは医療者は考えていない」
「『調子がいい』と思える日が1日でも多くなれば嬉しい」
「緩和ケアを受けながら，1日をよりよく過ごすことができる，そういうレールだと思う」

家族の思い
・治療を続けて長生きしてほしい。
・希望をもって過ごしてほしい。
・治療中止となった母を支えることに不安がある。

泰子さんの立場から考えた最善を次女とともに検討

「病状説明」という場で，それぞれが率直に思いを伝え合う

医師の見解
・肝転移が増悪しており，化学療法の効果がない。
・効果のない化学療法を続けることは，体の負担になるので，中止が望ましい。

「死へのプロセス」から「自分らしい生の全う」への意識の転換

積極的治療から緩和ケアへの移行の決定

病状説明に際し，医師に以下のことを依頼：
・泰子さんが思いを表出しやすいよう配慮すること
・泰子さんに伝わるように，医師自身の思いを伝えること
・家族が泰子さんのサポートをしやすいように，今後の目標を共有し，精神的サポートに苦慮している次女の負担感を軽減すること

図2　治療再開希望の表明から泰子さんの自己決定までのCNSの関わり

本事例の振り返り

　CNSは，往診医，訪問看護師と，治療中止に至るまでの経過を共有した。そして，スピリチュアルペインが増強している泰子さんと，その支援をどうす

ればよいのかと心配している次女を中心とした家族に対する継続した支援をお願いした。泰子さんは2～3か月に1回の外来受診を継続し，約半年後に自宅で亡くなった。

次女からは，「前日まで家の中を歩けて，入浴もできました。夜中に痛みが強くなって，そわそわして眠れてもいなかったので，『そろそろかな』と思ったらその日のうちに。先生や看護師さんもいて，にぎやかな中，寂しくなく逝けたのかなと思います」と連絡があった。

本事例は，化学療法の治療効果がなく，いったん治療中止を選択した泰子さんが，死への不安や希望のなさ，医師からの「見捨てられた感」を覚え，また，家族の価値観などに影響を受け，治療中止が自身にとって最善の選択だったのか迷いが生じている状況にあった。そのような状況下で，医師と泰子さん・家族の間で十分なコミュニケーションが行われないまま治療の継続・中止が決定された場合，泰子さんの自己決定の権利（自律尊重の原則*）が守られない可能性があった。泰子さんの揺れる思いに寄り添いながら，思いの背景をひもとくこと，病状説明の場で泰子さんの話していた言葉を用いて治療当時を振り返ることは，泰子さんの価値観を明確化していくことにつながったといえる。また，家族の思いと価値観を共有し，泰子さんを支えていくことへの不安に対する支援を保障したことは，家族が泰子さんにとっての最善を検討する上で重要であったと思われる。

化学療法の中止を告げられ，今後の過ごし方を検討・準備していく中で，泰子さんは，これからを「どう生きるか」ではなく「どう死ぬか」ととらえ，目標を見失ったかのようになっていた。病状説明の場で，そのような揺れる思いと背景を共有し，医療者がそれを理解したことを言葉で伝えながら，泰子さんの立場から考えた最善を提案するというやり取りを行ったこと，そして，これからの目標を泰子さん・家族・医療者で共有するというプロセスを踏めたことが，泰子さん自身の選択を保障することにつながったといえる。

参 考 文 献
・日本緩和医療学会編集（2019）：専門家をめざす人のための緩和医療学，改訂第2版，南江堂，p.406-413.
・コリーン・ギャラハー，マイケル・S・ユーワー編集（清水千佳子，髙島響子，森雅紀訳）（2020）：がん医療の臨床倫理，医学書院，p.51-73.

若年発症の統合失調症患者の
リカバリーを支えるケア

▌ 事例紹介

　池田公平さん，24歳，男性。商社勤務の父（54歳）と保育士の母（50歳）と3人暮らし。

　公平さんは高校1年生のときに統合失調症を発症し，過去に5回の精神科入院歴がある。自宅では，引きこもりがちな生活をしており，幻覚や妄想が悪化すると両親への暴力行為や家具を破壊する粗暴行為が著しく，警察官が介入した経緯がある。現在，入院して2か月が経過。精神症状も落ち着き，自宅退院の準備を進めている。公平さんは，「できるだけ早く退院して，自分にできることを見つけたい」と，受け持ち看護師に話し，心理教育などのプログラムにも積極的に参加している。しかし，両親は退院に積極的ではなく，長期療養施設への転院を希望している。

　主治医は，「面倒をみる家族の意見を尊重するべきだ」と考えており，公平さんには詳しいことは説明せずに，転院先の候補を探すよう精神保健福祉士（psychiatric social worker；PSW）へ依頼している。公平さんに数年前から関わってきたPSWも，「両親が退院に消極的なのには，仕方のない部分がある。訪問看護を導入したことがあるが，うまくいかなかった」と話しており，転院調整が妥当だと判断している。受け持ち看護師は，公平さんの希望を汲み，自宅退院を目指したいと考えていたが，「暴力の問題があるので，両親が退院に不安を抱くのは当然だ」というチームメンバーの意見もあり，自分の考えに自

信がもてずにいた。

倫理的課題があるとアセスメントした理由

（1）公平さんの希望ではなく，家族の意向が優先される背景に潜む医療者のパターナリズムの問題

　現時点では，公平さんの精神症状は安定しており，「自宅に退院したい」というはっきりとした意思を表明している。本来であれば，その意思を最大限尊重することが看護師に求められる基本的な姿勢であり，アドボケーターとしての役割*を発揮するべきところであるが，受け持ち看護師は，公平さんの意思を汲みたいという思いはもっていても，実際には公平さんの意思を十分に尊重した対応をとることができていない。さらに，公平さんの希望どおりに自宅へ退院したとしても，これまで入退院を繰り返していることから，自宅での安定した生活が期待できないこと，家族への暴力行為を回避すべきであるという医師の考えによって，公平さんの希望よりも家族の意向が優先されようとしている。これは，医療者のパターナリズムととらえることができ，家族を公平さんの暴力から守ることに価値が置かれている。そのため，公平さんには治療目標に関する十分な説明がされず，公平さんが関与しないところで転院先が選定されようとしている。精神疾患をもつ公平さんの同意能力をどのように判断するのか，公平さんに対して両親が抱いている不安をどのように支えていけばよいのか，といった課題があるものの，医療者のパターナリズムによって公平さん

— memo —

*精神科看護におけるアドボケーター（権利擁護者）としての役割
　日常生活のさまざまな場面において，意思表現や意思決定に困難を抱える精神障がいをもつ人を対象とする精神科看護師は，その人の立場で，その人の考えや思い，その場の状況を適切に理解し，必要に応じて代弁するといった役割を担う必要がある。これは，その人が主体的に精神科看護・医療を受けられるような側面的な支援でもある。アドボケーターとしての役割には，その人にとっての最善の利益が何かを追求するとともに，その人の意思決定を十分に尊重した姿勢で，その人に向き合っていくことが求められる。

の自立を阻むことがないような対応について検討する必要がある。

(2) 公平さんのリカバリーの促進を阻んでいる可能性

　医学モデルでは，患者の症状や障がいに視点が向きやすく，健康な部分への気づきが不足しやすい。公平さんの場合，調子を崩すと激しい暴力や粗暴行為に及ぶのではないかといった予測が両親や医療者の不安を高めるとともに，公平さんの健康な側面のイメージを困難にしていると考えられる。

　本来，公平さんには，自分の人生における重要な決定をする主導権と，人生への前向きな考え方のアプローチをとる権利がある。それを実現するために公平さん自身のストレングス（強み）に焦点を当てた支援がリカバリーを促進する＊＊。

---

memo

＊＊ストレングスに焦点を当てたリカバリー

　従来，精神医学はその人の精神症状や社会機能の改善をアウトカムとし，疾病からの回復を重視してきた。しかし今日では，疾病からの回復だけではなく，その人が希望する自分になるためのプロセスに焦点が当てられている。たとえ精神症状や障がいをもつことになったとしても，その人が人生に希望を抱き，責任をもち，意味ある日々を生き，そして地域社会に参加することに意味があるととらえられるように変化してきた。このような概念を「リカバリー」と呼び，日本においても精神保健サービスの中心的概念として広く知られるようになった。

　また，この「リカバリー」の実現には，「障がいをもつその人自身ができること」や「障がいをもつその人のよいところ」に着目し，その能力を伸ばしていくことが肝要である。このような強みのことを「ストレングス」と呼び，性格（例：がまん強い，思いやりがあるなど），才能や技能（例：計算が得意，音楽をよく知っている，暗記能力が高いなど），希望をかなえるための環境（例：住み心地のよい住居がある，相談しやすい友人がいるなど），モチベーションを高めるような関心や願望（例：車が好きなので免許をとりたい，カフェでゆっくり過ごすと落ち着くなど）といった種類がある。

　リカバリーを支えるケアとは，ストレングスを活かして，精神障がいをもつ人それぞれが，自分の求める生き方を主体的に追求していく体験を支援することでもある。これは，その人の人権を保障することにもつながり，これまで以上にその人の考えや思い，気持ちに沿った支援を実践していくことが求められている。

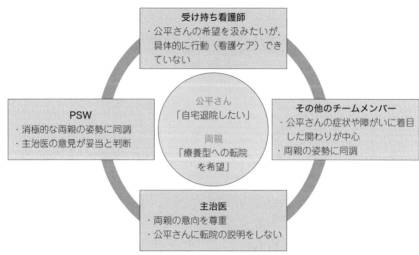

図1　公平さんのリカバリーの促進を阻む支援体制

　医療者には，リカバリーの過程が円滑に進むように支援する役割が期待されているが，本事例では，医療者間の価値や思いのずれによってリカバリーの促進が阻まれており，公平さんの希望や思いが治療方針の決定に反映されていないのではないかと考えた。

　このような医療者間の価値や思いの相違といった問題は，医療者個々の優先順位が異なることによって起こっていると思われる。また，このような価値のずれを，医療チーム内で共有し，問題を客観的に把握した上で，公平さんにとって一番重要なことが何か，という視点での話し合いがなされていないことに，この医療チームの課題があると考えられる。

　以上が，精神看護専門看護師（以下，CNS）がとらえた倫理的課題である。公平さんのリカバリーの促進を阻む支援体制の状況を図1に示す。

CNS が行った倫理調整

　CNS は，公平さんの治療方針についてそれぞれが大切に考えていることを，個別に確認した。

　受け持ち看護師は，公平さんの希望を汲んだ対応が望ましいと考えていたが，公平さんのストレングスや，具体的な希望（なぜ公平さんは自宅退院を希望し

ているのか）については把握していなかった。また，公平さんに長く関わって
きた主治医やPSWが転院を選択する背景には，精神症状のコントロールが難
しく，少しの刺激で精神症状が悪化することへの懸念が大きく関わっているこ
とがわかった。さらに，これまで訪問看護の導入をすすめてきたが，本人だけ
でなく両親も消極的で，スムーズにことが進まないことに不全感があり，両親
への積極的な介入は難しいと感じていた。

　以上のことより，CNSは次のような支援を実施した。

(1) 医療者が大切に考えていることの共有を目的としたカンファレンスの提案

　治療方針の検討を目的としたカンファレンスは行われてきたが，医療者個々
の価値観については共有されていなかった。CNSは，職種間で価値観や思い
の相違はあるものの，公平さんにとっての不利益を回避したいという思いは一
致していることを受け持ち看護師に説明し，医療者が大切に考えていることを
率直に共有するカンファレンスの開催をサポートした。CNSはカンファレン
スに同席し，公平さんのリカバリーの過程を促進するためには，医療者が公平
さんのストレングスを適切に把握する必要があることや，個々の役割の明確化
について話し合うようにファシリテートし，チームの不全感が高まらないよう
に配慮した。

(2) 公平さんの精神症状や自我機能とセルフケア能力の再評価

　カンファレンスに先立ち，CNSは受け持ち看護師とともに，現時点におけ
る公平さんのセルフケア能力の再評価を行った。入院環境という保護的な環境
下ではあるが，毎日のスケジュールを把握していないことが多い公平さんに，
毎朝，担当看護師がその日の予定を確認することで自ら作業療法に参加するこ
とができたり，看護師が「ベッドの周囲を整理しませんか」と声をかけると，
主体的に環境整備に取り組んだりなど，多くのセルフケアにおいて意思決定能
力があることを確認した。その上で，受け持ち看護師には，公平さんとともに
ストレングスを整理し，具体的な公平さんの希望について話し合ってみるよう
にすすめ，そこで得た情報を，カンファレンスで医師やPSWに伝えていった。

　また，公平さん自身に詳しい説明がされず，治療方針が選定されていたこと
については，それが倫理的課題であると他職種に主張するだけではなく，受け
持ち看護師によるセルフケア能力の評価（今の公平さんには，適切な情報提供

によって，自分で自分の将来のことを決めていく力があること）を他職種に説明した。

(3) 支援の方向性と公平さんの変化について，公平さんを中心に据えて共有

　チームカンファレンスでは，自宅退院や転院といった方針を公平さんに提示するのではなく，公平さんの希望をていねいに確認していく方針が示された。

　公平さんは，受け持ち看護師や主治医に，自宅退院を希望する理由を次のように説明した。

　「本当は，自宅に戻るのも心配です。でも，絵をゆっくり描いているときが一番ホッとするので，絵を描くのに集中できる場所に行きたい。」

　この希望をかなえるための居場所づくりが，公平さんと医療者の共同の目標となった。そのためにも，適切な情報提供が必要であることが確認され，公平さんを中心としたリカバリーの過程を支援するという医療者の役割が明確になった。受け持ち看護師は，「公平さんにとって安全で安心していられる場所とはどういうところなのか」について，公平さんと定期的に話し合うことにした。公平さんは，外出や外泊の際に立ち寄った自宅近くの図書館で抱いた印象や，自宅の自室を模様替えしたら居心地がよくなった，というようなことを受け持ち看護師に話すようになった。受け持ち看護師は，そこに公平さんのストレングスがあると確信し，公平さんのストレングスを強化することに集中した。また，安心できる場所で好きな絵を描く時間を大切にしたいという希望を両親にも伝えるようになった。

　CNS は，このような変化を医療チーム内で共有することが公平さんの治療方針に大きく影響すると考え，カンファレンスで，受け持ち看護師が主治医や PSW に経過を報告するように促していった。

　このような公平さんの変化に両親も気づくようになると，当初のように強く転院を希望することはなくなったが，それでも自宅で公平さんと暮らすことに不安を抱いているようだった。これに対しては，PSW が積極的に介入し，退院後に活用できる精神保健サービスの説明を，公平さんと両親に行っていった。さらに，公平さんは，向精神薬の副作用のためか，手指の振戦によって好きな絵が描きにくいということを主治医に相談したのだが，このことによって公平さんの希望や思いを主治医とも共有できるようになった。CNS が関わり始め

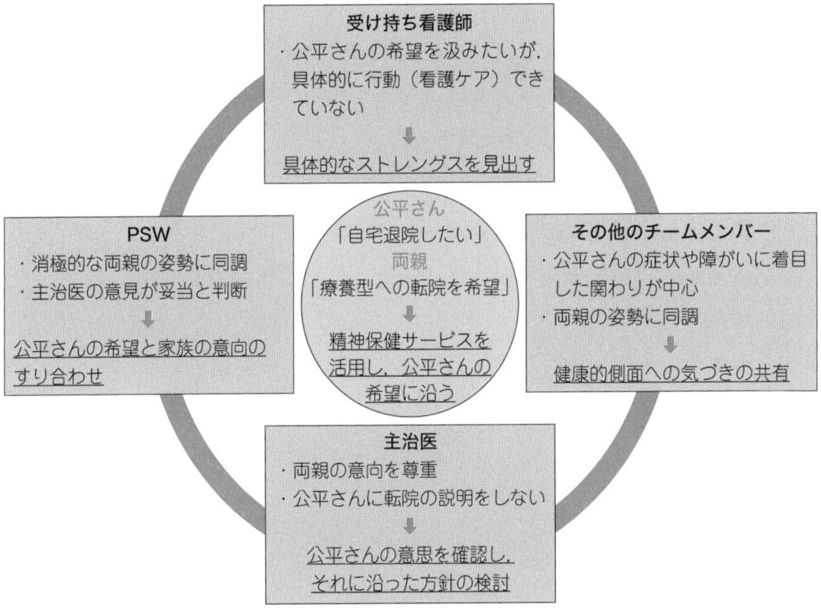

図2　CNSの関わり後の支援体制の変化

て4か月後に，公平さんは希望どおり，自宅に退院した。この間の公平さん
を取り巻く支援体制の変化を，図2に示す。

本事例の振り返り

　入院時の公平さんは，精神症状の悪化によって多くのセルフケアが機能しな
い状況であったが，治療によって回復してきている。何かの刺激で症状が再燃
するかもしれないが，それを恐れていては，リカバリーの過程を支援できない。
公平さんの利益を医療者の価値観だけで判断せず，リカバリーとはどういうも
のなのかを見定め，本人の意思決定が治療方針に反映されるように医療チーム
へ働きかけることが，本事例の課題だった。
　患者本人の意思決定が治療方針に反映されないといった状況に対し，CNS
はその課題を整理するだけではなく，医療チームの中で起こっている価値の相
違に対して，それぞれの職種の役割の明確化を図り，公平さんの意思決定を尊

重した対応がなされるように働きかけた。

　パターナリズムが公平さんの意思決定を阻む大きな要因であったと振り返ることは、医療チームにとっても苦しい体験ではあったが、医療チームの各メンバーは、公平さんや家族との積極的な対話を繰り返し、公平さんの思いや希望をかなえることの重要性に気づけるようになった。主治医やPSWも公平さんと退院後の生活に必要な情報を共有し、公平さんにとって好ましい治療や療養生活とは何か、一緒に考えていくようになった。これに呼応するように公平さんも、自身の希望だけでなく、治療に対する思いを語ることもあった。CNSによる医療チームへの関わりは、このようなシェアードデシジョンメイキング（shared decision making；SDM）***モデルへの転換を視野に入れたものでもあった。

　本事例では、当初より公平さんのストレングスに着目し、リカバリーを支えたいという思いをもっていた受け持ち看護師のケア意欲を低下させないようにCNSは意図的に関わっていった。結果的には、この受け持ち看護師のケアが、公平さんのリカバリーを支える上で大きな力になった。CNSが行った倫理調整は、このように受け持ち看護師が公平さんや主治医・PSWなどに主体的に関わり続けていけるようなチームダイナミクスを踏まえた支援によって成立していたと考えられる。

---memo---

***精神保健福祉領域におけるシェアードデシジョンメイキング（SDM）

　SDMとは、共同意思決定ともいい、医師と患者がともに治療に関する決定を行うといったプロセスを指す。治療内容の決定だけでなく、治療内容を決めるまでのプロセス全体（具体的には、医師と患者の間のコミュニケーション、情報提示のあり方など）を含む。

　一方、精神保健福祉領域におけるSDMは、アウトカムや支援の特徴から、他の医療分野のSDMとは少し異なる点が存在するといわれている。精神症状・精神障がいの改善だけでなく、当事者のリカバリーが重要なアウトカムであるため、SDMは治療に関する決定だけではなく、当事者のその後の人生や生き方をも含む。さらに、そこに関わるのは医師だけではないため、SDMの担い手としてその他の医療従事者や地域ケアの専門家、本事例のPSWのようなソーシャルワーカーなどが含まれるという点も、他の医療分野とは異なる点とされる。

参 考 文 献

・山田理絵（2016）：リカバリー概念再考―英国の精神科医療における Recovery College を例として，UTCP Uehiro Booklet, No.12, p.131-141.
・徳永亜衣子（2016）：精神障害者のリカバリーを促すためのストレングスを活かした支援の具体的な実践方法　ストレングスモデルの視点から．精神障害とリハビリテーション，20（1）：82-90.
・石井薫（2015）：入院中の患者に対する意思決定・自己決定支援に関する文献検討　対象を統合失調症に限定した場合と精神疾患以外とした場合の相違点と類似点．ヒューマンケア研究学会誌，7（1）：59-64.
・栄セツコ（2010）：リカバリーを支援する技術　ケアマネジメント　その人の持ち味を活かすストレングスモデル．精神科臨床サービス，10（4）：512-515.
・チャールズ・A・ラップ，リチャード・J・ゴスチャ（田中英樹監訳）（2014）：ストレングスモデル［第3版］―リカバリー志向の精神保健福祉サービス，金剛出版．
・カタナ・ブラウン編（坂本明子翻訳）（2012）：リカバリー―希望をもたらすエンパワーメントモデル，金剛出版．
・萱間真美（2016）：リカバリー・退院支援・地域連携のためのストレングスモデル実践活用術，医学書院．
・山口創生，種田綾乃，下平美智代，久永文恵，福井里江，吉田光爾，佐藤さやか，片山優美子，伊藤順一郎（2013）：精神障害者支援における Shared decision making の実施に向けた課題　歴史的背景と理論的根拠．精神障害とリハビリテーション，17（2）：182-192.

小児慢性疾患患者の自立支援
──再手術に関する成人移行期の患者と家族の 意思決定

事例紹介

　米沢令子さん，高校生。女性。

　ファロー四徴症*にて乳児期に心内修復術を行っている。中学生のときに受けた定期フォローのための心臓カテーテル検査において，肺動脈弁の狭窄と逆流，心機能の悪化があり，早期の再手術がすすめられていた。しかし，令子さんは，受験を控えていることや，自覚症状もなく，運動好きではないことから特に不自由を感じておらず，また，母親が手術への不安が強いことから手術に同意できず，外来で経過フォローのまま，高校生となっていた。

　外来の診察には，毎回母親が同席しており，診察時には令子さんはうなずくのみで，医師が本人へ説明や質問をしたくても，母親が答えるという状況であり，外来看護師が本人と話をするときも同様であった。

　医師と外来看護師は，緊急性はないものの，このままではさらに心機能が悪

memo

*ファロー四徴症

　複雑先天性心疾患の中では頻度が高く，新生児・乳児期からの姑息術や心内修復術が行われてきたため，多くの成人患者が存在している。生命予後は良好であるが，肺動脈狭窄や肺動脈弁閉鎖不全，不整脈の合併症が出現するため，長期にわたっての適切な管理が求められる。

化し，手術が困難となる可能性があるため，小児看護専門看護師（以下，CNS）に相談した。

倫理的課題があるとアセスメントした理由

令子さんがより健やかに成人期を迎えるためには，早期に再手術を受ける必要があり，まずは本人が病状について十分な説明を受ける必要があると，医師と看護師は考えていた。しかし，同時に，これまでの治療を意思決定してきた母親の姿勢や意向を尊重することも大切で，令子さんと母親に対して，再手術の意思決定をどのように支援するとよいか，悩んでいた。

本人の社会性や自律性の成熟度は，これまでの親子関係や学校・社会生活などの経験の質により，実年齢と乖離が生じている可能性がある。しかし，10歳代患者への治療・ケアの意思決定には，家族のみならず本人の意向を尊重することがより重要となる。アイデンティティーを模索する年齢でもあることを踏まえると，再手術の意思決定を性急に迫り，拒否や医療脱落といった事態にならないよう，これまでの患者・家族の人生をねぎらい，令子さん本人の意向が尊重されながら意思決定できるよう，医師・外来看護師とともに支援する必要があると，CNSは判断した。

CNS が行った倫理調整

CNSは，まず，医師へ病状と再手術の緊急度（猶予）について確認した。

病状は幸い安定しており，緊急性は高くないものの，手術が必要な状況は変わらず，また，症状が悪化してからの再手術では手術自体のリスクが高まり，術後経過にも影響することから，早期の再手術の方針は変わらなかった。医師と看護師からの情報では，小児慢性疾患患者・家族にみられがちな親子密着・子どもへの過保護な状況があった。さらに，乳児期に手術を行い，幼少期の経過フォロー先が他施設であったことから，再手術の意思決定過程において，現在の主治医や看護師とのさらなる信頼関係の構築が必要と考えられた。そのため，成人移行期**における患者の自立を見据えた支援を提供しながら，患者

と家族の再手術への意思決定過程を外来看護師とともに支援することとした（図）。

（1）成人期への移行準備状況と親子関係の把握 ①：母親との面談

　診察時の様子から，母親の不安が強いことや親子関係が年齢相応ではないことが，手術に対する思いや態度にも影響していることがうかがわれたため，まずはCNSが母親と面談し，母親の困り事や不安を傾聴することとした。その際，母親が特別な面談と感じてしまうことがないよう，自分たちは患者の年齢に応じた看護支援を行っており，これもその支援の一環であることを伝え，ごく自然な面談となるよう配慮した。

　母親は，令子さんが学校を一度も休んだことがないことを懸命に話し，わが子は元気であるのだからと，再手術が必要な状況を母親自身が否認した。一方で，わが子が乳児期に受けた手術時の体験や，手術で他界した近親者がいることから，再手術を受ければわが子を失うかもしれないという恐怖心も抱いていることがうかがわれた。また，令子さんの「医療職に就きたい」という夢について，能力的にも体力的にも無理だと判断するなど，子どもの能力を過小評価している部分もあれば，「まだ生理が来ていない」と思春期の子どもの成長に対する不安を抱えている部分もあるようだった。

　そこで，再手術に関する意思決定について話し合う前に，まず，令子さんが大人になるためのお手伝い（自立支援）を看護師が行うことについて，母親に提案した。具体的には，本人が主体的に体調管理をできるような教育支援だけでなく，進路相談といった関わりである。母親は，思春期のわが子への関わりにも戸惑いを感じていたこともあり，令子さんへの支援を了承した。

―― *memo* ――

**成人移行期

　いわゆる思春期を指す。成人移行期にある患者の生活は，自身の体と向き合いながら，「友人と変わらない中学生・高校生」としての生活と療養生活を両立するために，さまざまな調整を必要とし，また，親子それぞれが，「自立・自律」への葛藤を抱えていることが多くある。

情報の共有と整理	
医師へ病状と再手術の緊急度を確認した上で，本人・家族の情報を整理した。	

↓

倫理的課題の検討と支援方法の計画
再手術の意思決定が表面化しているが，背景にある成人移行期における患者の自立を見据えた支援の必要性を踏まえて，医師，外来看護師の支援方法を計画した。

課題解決に向けたアプローチ①	②	③
成人期への移行準備状況と親子関係の把握：まずはCNSが看護支援の一環の面談として母親の困り事や不安を傾聴し，本人への支援の同意を得た上で，本人と面談した。	友人らと変わらない高校生活の保障：母親と本人，それぞれへの面談を継続しながら，外来看護師，MSWとも連携し，学校生活や医療費の助成について助言をした。	情報共有と，本人の将来を考えた意思決定：本人1人での診察が実現し，本人の意向を反映しながら，本人・家族と医療チームが意思決定をした。

図　本事例における CNS の倫理調整とアプローチ

（2）成人期への移行準備状況と親子関係の把握 ②：患者本人との面談

　令子さんとの面談においては，移行期チェックリスト[1] をガイドにしながら，令子さんの病状の理解度や疾患管理状況を確認し，再手術の意向についても探っていった。令子さんは，病名や手術の必要性については理解していたが，「素直に手術を受けたいとはいえない」「（麻酔で）寝たら起きないんじゃないかと感じる」といった思いや，「手術を受けるのは，親の承諾がなくても受けられる時期になってからでもいいと思う」と，手術に対する不安だけでなく，親の了承がなければ手術を受けることができない現状を受け止めていた。

　また，実はもう生理はあるが親にはいいにくいことや，病状についても相談しにくい思いも吐露された。友人との関係性については，親友がいるものの，病気のことについてはその親友にも話したくない思いがあることや，人を助けたいので医療職を目指したいがどうだろうかと，年齢相応に将来を模索していた。

（3）友人らと変わらない高校生活の保障：母親と本人との面談の継続と支援

　早期の再手術の方針を考えると，話し合う機会を頻繁にもちたかったが，令

子さんの受診間隔は 3 か月と限られていた。そのため，医療チームで方針を確認し，関わり方を共有した上で，医師の診察前後の時間を利用して，CNSが母親・本人それぞれへの面談を継続し，外来看護師も状況を踏まえながら声をかけ，日々の思いの変化や理解度を確かめる，といった細やかなフォローアップを行った。

　さらなる面談の中では，母親は，手術費用への不安も抱えており，先天性心疾患の治療に関する医療費助成対象の年齢の上限や，今後，成人期を迎えるに当たり，医療費助成の移行手続きなども案内できるよう，医療ソーシャルワーカー（medical social worker；MSW）との連携を開始した。しかし，令子さんの学校生活での宿泊研修や海外研修などは，何かあっては困ると，医師にも相談することなく，両親が行かせないという選択をとるなど，意思決定の主体が両親にある状況であった。

　令子さんに対しては，高校生であり，友人らと変わらない若者世代の自分が感じられるよう，学校生活などの話を中心にしながら面談を継続した。学校の宿泊研修などについては，「友人の中にも行かない子がいるし，自分も特に行きたいというわけじゃなかった」「結婚も，友人がしたら，自分もしたい」と友人と同じ状況であることで納得するといった対処をしていた。将来については模索していたが，大学への進学を望んでおり，推薦入学を視野に入れ，日々の試験結果が大切であることも話していた。

　そのつど，医師へは病状を確認しながら情報共有をし，受験に影響しない時期の再手術を目標とし，CNS と外来看護師で，支援を継続した。

　令子さん 1 人での診察の実現についても急がずに，母親へはていねいな面談を重ねた後に，「診察中は令子さん本人が医師とも話せる」ことを心がけることを提案し，医師の協力も得て，本人とのやり取りを終えた後に必ず母親の質問にも対応した。令子さん本人へは，質問すべき内容や思いを伝えることの重要性やその方法についても具体的に話していった。

　母親は，令子さんが医師とやり取りする姿をみて，「わが子がこんなふうに医師と話せると思っていなかった。本当は，この子には自分の意思で決めてもらいたい」と，わが子の成長を感じることができた。そしてそのタイミングで，母親が心配していた婦人科，その後，循環器科において，令子さん 1 人での

診察を実現した。

(4) 病状に関する説明（情報共有）と再手術に関する意思決定支援

　令子さん1人での診察が実現したことで，令子さんが医師から説明を受け，外来看護師が中心となりながら手術に対する思いを確認することが可能となった。令子さん自身も，「ちゃんと説明は聞いてみたい。手術はいつかはしなければと思っていた。でも，すぐに返事ができなくていいよね」と，再手術について自分のこととして考えるようになっていた。また，CNSに対しては，「人工弁を入れてまでは生きたくない，そんなふうになるなら手術せずに生を全うしたい」と吐露する場面もあり，自身の人生をも考えながらの再手術の意思決定過程を辿っていった。

(5) 本人の将来を考えた意思決定

　最終的には，令子さんが手術をしたいと決めたことで，母親も不安はあるが手術に同意した。手術時期については，本人が頑張ろうとしている，推薦入学のために欠かせない試験に影響しない時期に調整を行うこととした。しかし，不整脈の出現をきっかけに，令子さん本人が「推薦入学が駄目でも，元気になって一般入試で頑張ればいい」と考え直し，手術のタイミングは今だと意思決定し，再手術に至った。

▌ 本事例の振り返り

　本事例は，再手術の意思決定という場面で，患者自身の病気への理解不足，そして，母親が患者に対して過保護で患者の自立を促す意識が低いといった問題があった。

　臨床の場面では，実際にみえている再手術への躊躇を倫理的課題ととらえ，直接アプローチしがちであるが，その背景にある問題をアセスメントし，そこから支援していくことが解決の糸口になる。今回は，濱田[2]が指摘するように，子どもが知るべきタイミングで病気の説明を受ける権利があるにもかかわらず，子どもが自身の病気について説明されていなかったり，医療者が子どもへ説明しようとすると，家族の強い思いにより，必要なケアが提供できなかったりといった，小児慢性疾患患者の自立の問題が背景にあった。

　そこでまずは，これまでわが子の治療について意思決定してきた母親の思いを傾聴しながら，成長して大人になる子どもにとってよりよい支援は何か，母親に対して助言を行った。また，その自立支援の流れの中で，令子さん本人が治療の意思決定に参加していけるように意識的に促していった。

　特に本事例のような先天性心疾患の場合，再手術を要することも少なくない。しかし，10歳代での再手術は，親子にとっては大きなライフイベントとなる。生命だけでなく，10歳代の人生のプロセスにおいては，危機になりかねない状況を，意思決定の主体者の移行のチャンスと医療者がとらえ，成人期への心理的・物理的準備を整えて支援をしたことが，再手術の意思決定支援にもつながった。

　さらには，10歳代の患者は，認知発達上は成人レベルに近づいていても，人格形成の途上にあり，事実の受け止め方やショックに対する耐性は，成人よりはるかに脆弱であることを念頭に置く必要がある[3]。令子さん本人が知りたい内容を心理状態に合わせて伝え，「友人らと変わらない若者としての自分」であることが感じられるよう，本人の人生の流れを大事にしながら，意思決定能力の未熟さも踏まえて，親子ともに支援をし，ともに考えることが重要な点であった。

　しかしながら，再手術に至ったものの，意思決定までには時間がかかったことは事実であり，手術の至適時期はどうだったかと考えると，医療者のジレンマが残る事例でもあった。小児慢性疾患患者の多くが成人していくことができるようになった今，成人移行期医療の中で小児看護が担う役割は大きく，成人になることを見据えながら，家族の抱える思いにも寄り添いながら，家族とともに考え，早期から自立支援を開始することが望まれる。

引用・参考文献
1) 落合亮太，権守礼美，他（2017）：先天性心疾患患者に対する移行期チェックリストの開発．日本成人先天性心疾患学会雑誌，6（2）：16-26.
2) 濱田米紀（2012）：看護倫理と倫理的課題，倫理的意思決定モデル．小児看護，35（8）：932-943.
3) 水口雅監修，石崎優子編（2018）：小児期発症慢性疾患患者のための移行支援ガイド，じほう.
4) 赤木禎治，伊藤浩編（2015）：成人先天性心疾患パーフェクトガイド，文光堂.

妊婦健康診査未受診で自宅出産となった褥婦のケア
——児童虐待対応を視野に入れて

事例紹介

　谷さん，30歳代，初産婦。パートナー不明，両親と弟との4人暮らし，アルバイト勤務。

― memo ―

＊児童虐待

　児童虐待は，身体的虐待，性的虐待，ネグレクト，心理的虐待の4種類に分類される。2021年度の児童相談所での児童虐待相談対応件数は207,659件（速報値）[1]と，過去最多を更新しており，その予防と対策は，母子保健施策の中でも最重要課題の一つとして位置づけられている。

　児童虐待状況を概観すると，死亡事例で0歳0か月児が占める割合は最も高く，主な虐待者としては実母が最多である。背景には，妊婦健康診査未受診や，予期しない／計画していない妊娠，自宅分娩（助産師などの立ち合いなし）など，妊娠期・周産期の問題があり，母親が悩みを1人で抱えていることが指摘されている。妊婦健康診査を受診しておらず，分娩時が初診の産婦については，特に留意が必要であるとの認識から，保健・医療・福祉の連携体制を整備する取り組みが行われている。

　児童福祉法では，支援を要する妊産婦等を発見した医療機関や学校等は，その旨を市町村等に情報提供することが努力義務となっている。また，児童虐待の防止等に関する法律（児童虐待防止法）では，医療者について，児童虐待の早期発見の努力義務が明記され，児童虐待を受けたと思われる児童を発見した者は，児童相談所等に通告しなければならない。

妊婦健康診査（以下，妊婦健診）未受診のまま女児・華ちゃんを自宅出産し，出産後に近医を受診した。華ちゃんには臍帯がぶら下がったままであったが，大きな障害は見当たらず，正期産と推定され，帰宅した。翌日，分娩時に生じた会陰裂傷痛を主訴に，別の病院（当院）の産婦人科を受診した。居住する市区町村で出産後に発行された母子健康手帳をもっていた。

倫理的課題があるとアセスメントした理由

　谷さんは，妊娠自覚後も未受診のままで，大量の飲酒・喫煙を続け，相談相手もなく，育児用品も準備せずに自宅出産に至ったことから，出産時，養育環境は未整備であった。この状況では，子どもの生きる権利，育つ権利，守られる権利が保障されているとはいいがたく，生命や健康をおびやかす可能性があるため，倫理的課題があると，本件に対応した母性看護専門看護師（以下，CNS）は査定した。

　また，本事例は，児童虐待*のハイリスクケースである。しかし，市区町村役所で母子健康手帳を発行した職員，出産当日に受診した近医の医療職者，受診相談を受けた当院の職員の中で，そのことを認識していた人は1人もいなかった。児童虐待のリスクに「気づかない」と，リスクの特定・分析・評価といったリスクアセスメントが行われず，児童虐待防止を視野に入れた対策が行われない。しかも，谷さんが当院を受診した目的は，会陰裂傷に対する治療を受けることであったため，もしこうした「気づき」がなかったら，1〜2回の外来通院で終診となる。しかし，「気づく」ことで，倫理的枠組みや児童虐待防止法に基づいた総合的なアプローチができ，華ちゃんに害が及ぶことなく健康に育つ環境を調整することが可能となる。よって，「気づかない」ことも倫理的課題につながりうる。

CNS が行った倫理調整

（1）華ちゃんを育てることへの思いについて，谷さんの語りに耳を傾ける

　CNS は，困っていることをともに考える役割があると自己紹介し，妊娠に

気づいてから谷さんが感じたり考えたりしたことについての語りに耳を傾けた。

　谷さんは，妊娠発覚時には中絶を考えたものの，意思決定をしないまま時が流れ，知人からも妊婦健診に行くことをすすめられたが，タイミングを逃し，結果的に自宅出産になったとの認識をもっていた。

　ところが，出産後，予想だにしない変化が自分の中に起きたと感じたという。「赤ちゃんがかわいすぎる！　この子を育てたい」と。それを表すように，谷さんからの質問には，授乳や育児技術に関することが増えていった。育児指導を行うと，不器用ながらも育児技術は上達し，児との相互作用に喜びを感じているとも語っていた。このことから，産後，「今，ここに存在しているこの子」を目の当たりにすることで，児の存在に対して当初感じていた否認が承認に転じ，出産後の谷さんの意思と行為に一貫性がみられるようになったとCNSは判断した。

(2) おむつ替えをしながら，華ちゃんの全身観察を行い，身体の査定および安全の確認を行う

　自宅出産の場合，児の出生証明書受理の手続きには時間を要するため，児の健康保険証発行を含めた受診手続きは複雑になる。厳密にいえば，受診したその日に小児科医師による保険診療は受けられない。CNSは，児の安全の確保を最優先課題とし，おむつ替えをするタイミングを利用し，児の全身観察，外傷の確認，新生児反射の確認などを行い，児の健康状態が良好であること，谷さんの言動と一致することを確認した。また，小児科医師にも観察を依頼した。

(3) 谷さんおよび家族の了解を得た後に，児童相談所および保健センターと連携する

　児童虐待のハイリスクケースと認識し，院内ルールに則り，医療安全管理室や看護師長への報告など，院内手続きを終えた受診1時間後には，児童相談所および保健センターに連絡した。早々に連携することで，駆けつけた児童福祉士は，病院内で谷さんと家族に面談すること，その日のうちに家庭訪問し，家庭での育児環境や児の安全の査定を行うことが可能となった。

　連携の際に，CNSが，谷さんと父親に対して，児童福祉士や保健師の育児相談者としての役割を説明し，了解を得たことは，谷さんと彼らとの良好な関係性構築に貢献した。

(4) 華ちゃんが安全で健康に生活するために利用可能な複数の社会資源の情報を提供し，家族調整および意思決定を支援する

　責任の重さと選択肢の少なさから，養育場所について家族員の意見が一致していないことが課題であった。谷さんは自宅で育てたいと考えていたが，母親は谷さんが育児放棄をするのではないか，その際，自分は責任をもって孫を育てることはできないとの思いから，自宅で育てることには反対であった。父親は，その時どきで意見が変化した。

　谷さんはそもそも，思春期以降，同居しているにもかかわらず，家族と会話することさえ全くといってよいほどなく，それを象徴するかのように，家族も妊娠について全く気づいていなかったという。そこで CNS は，まず家族員それぞれの思いを個別にたずね，その後，谷さんを交えて家族カンファレンスを開催した。そこでは，谷さんの意思を尊重し，擁護しつつ，全家族員が思いを語ることができるよう配慮し，なるべく多く，養育の選択肢を紹介した。自宅で育てる場合は，託児施設の利用も可能なことに加え，乳児院，養子縁組制度についても説明し，谷さんを含む家族が，養育環境について最善の決定ができるよう支援した。

(5) 華ちゃんが安全で健康に生活する上での強みと障壁を特定する

　谷さんが育児を行う上での最大の強みは，華ちゃんをかわいがり，赤ちゃん中心の生活への変化に苦痛を感じていないこと，医療者との約束を守れること，であった。保健師や，児童相談所の職員と良好な関係が築けていること，両親に経済的困難がないことも，順調な母親役割行動につながっていると判断した。

　一方，当初，自宅を養育場所とすることについて母親が反対していることは育児の障壁であった。しかし両親は，「自宅で育てない」とも決定せず，暫定的に自宅育児を容認するうちに，しだいに華ちゃんとの相互作用を通して愛情を感じ，華ちゃんがいる生活に慣れていった。CNS は，継続フォロー（後述）の中で，当初は障壁と査定したことが養育に悪影響を与えておらず，児にとっての最善の利益が守られていることを確認した。

(6) 母親役割が定着するまで，華ちゃんの健全な成長・発達を見守る

　CNS は，最初は1か月，その後は2か月ごとに継続フォロー（有料）を行うことを提案し，これは谷さんのニーズに合致した。通常の育児フォローに加

え，虐待に当てはまる状況がないことを確認し，「困ったときの身近な相談者」の一人でいられる関係性を，産後1年目まで継続した。フォローの内容は，谷さんの許可を得て，保健師とも共有した。また，CNSは，予防接種および乳幼児健診を，同一の小児科で継続して受けることを提案したところ，谷さんは，当院の小児科をかかりつけとしたいと希望した。母児は，ちょっとしたことでも相談しやすい小児科医師のもとで，すべての予防接種と乳幼児健診を受けた。

▌本事例の振り返り

　未受診で自宅出産となった谷さんが，華ちゃんの生命や，人格，尊厳を守り育てることができるかを見極められるかが，本事例の倫理調整の鍵であった。そのための最初の実践は，谷さんとの相互作用ができるような信頼関係を築くことであった。また，自宅で育てたいという谷さんと，安全のために児は乳児院に預けてほしいという母親とで意見が対立したとき，家族カンファレンスの場を設け，日常会話が皆無であった親子が互いの価値観を確認した上で意思決定ができるよう支援した。

　また，児の成長・発達や母親役割獲得過程における節目では養育困難が生じる可能性もあると予想し，複数の専門家が長期的に関わる協働体制を構築し，母児のセイフティーネットとした。このような関わりを経て，母児は順調に家庭生活を送ることができている。

　ところで，倫理調整を行う上で忘れてはならないのは，助産師，CNSが，互いの役割が最適化されるようなチーム医療が行えているということである。本事例では，初診日に，「自宅に帰してよいか否か」の判断をする必要があった。

　産婦人科看護主任は，これには通常以上のケア量が必要と判断し，外来で通常業務を行っていたCNSが谷さんに関わる時間を確保できるよう，迅速に業務調整を行った。これにより，CNSは，虐待対応チームがない医療施設において，助産師，産婦人科医師，小児科医師，児童相談所の職員，地域の保健師からなる即席チームを結成し，専門職がそれぞれの役割を果たせるよう調整することで，機を逃さず母児と家族への介入を行うことができた（表）。

表　CNS が連携した人／組織，および各々が担った役割

連携した人／組織		母児支援のために各々が担った役割
家族	主に両親	育児支援，経済的援助
院内	産婦人科医師	本人，および家族に自宅分娩状況確認，分娩時外傷の治療
	小児科医師	健診，予防接種，診療の場で，児の成長・発達を 6 年間継続フォロー
	看護師長	対象の把握
	看護主任	ケア時間を確保するための業務調整，カンファレンスの開催，看護職向け児童虐待勉強会の主催
	助産師	育児指導
	小児科外来看護師	受診ごとに児の観察を行い，気になる所見について CNS と共有
	医療安全管理室	対象の把握，対策が正しく行われていることの承認
院外	児童相談所（児童福祉士）	家庭訪問による児童虐待の査定，養育環境の査定とフォロー，医療機関や保健センターとの情報共有，要保護児童対策協議会への参加
	保健センター（保健師）	定期的な家庭訪問・電話訪問により母児の育児状況の確認と支援，地域の育児支援サービス情報提供，無戸籍期間においても児が予防接種などを受けられるよう調整，医療機関／児童相談所／子育て世代包括支援センターとの情報共有，要保護児童対策協議会への参加
	市区町村役所	出生届の受理手続き（約 1 か月）

　また，看護主任は，院内外の専門職者が本事例を児童虐待のハイリスクととらえていなかったことを問題と感じ，スタッフの倫理的感受性を高める教育が必要と判断した。そこで，児童虐待勉強会の開催を企画し，講師を CNS に依頼した。初診から 10 日目に開催されたその勉強会には，産婦人科の 7 割の看護職が参加し，問題意識を強化するきっかけとなった。このように，CNS がその役割を果たせるのは，管理者や同僚との協働体制があってこそ，である。

引 用 文 献

1）厚生労働省子ども家庭局（2022）：令和 3 年度児童相談所での児童虐待相談対応件数（速報値）．
〈https://www.mhlw.go.jp/stf/content/000863297.pdf〉

Case
7

「安全を守るための身体拘束」から みえてきた倫理的課題

事例紹介

　高橋さん，70歳代，男性。妻と2人暮らし。要介護1。

　高橋さんは，大脳の前頭葉，側頭葉前方部に病変がある前頭側頭型認知症*
と診断された。もともとの趣味は，写真を撮ることであったが，全く興味を示
さなくなっていた。現在は，介護保険を利用し，週2回のデイサービスにも
嫌がらずに通い，自宅で暮らしている。高橋さんには前頭側頭型認知症特有の

——— *memo* ———

*前頭側頭型認知症

　前頭側頭葉変性症は，主な病変領域により，前頭側頭型認知症，進行性非流
暢性失語，意味性認知症に分類される。

　前頭側頭型認知症は，最初に大脳の前頭葉に病変が起きる。認知症患者の大
半を占めるアルツハイマー病に対し，数％とされる。発病から，病識に乏しく
なるため，自分自身の変化に気づかず，他人に対する関心のなさから，自ら他
人に話しかけることがみられなくなり，日常生活では，毎日同じ食べ物を食べ
続ける常同的食行動や，決まった椅子に座るという常同行動がみられる。

　万引きを繰り返し，逮捕・起訴されたが，前頭側頭型認知症と診断され，無
罪となった例もある。この例では，欲しいものがあると周囲を全く気にするこ
となく手に入れようとする行動（脱抑制と反社会的行動）を繰り返していた（常
同行動）。家族も，「まさか認知症が原因だったとは」と語ったという（2017年
9月24日，朝日新聞記事による）。

症状として，人格変化，常同行動，言語障害が現れていた。具体的には，自分が話したいことを相手に伝えることができない状態であった。

今回，発熱を主訴として感染症疑いのため，急性期病院に入院した。入院後，高橋さんが病棟内を歩き回るようになったため，病棟看護師がそのつど付き添った。エレベータ前を通ると，扉が開くのを待つかのように，その場を動かなくなる。病棟看護師は，高橋さんに付き添うことで，他の患者への対応時間が少なくなることが気になっていた。そこで，高橋さんの手を握り，病室に戻るように手を引っ張ったところ，高橋さんの表情に怒りが現れた。病棟看護師は，高橋さんに付き添っていなければ，離院や転倒をするかもしれないという心配と，他患者への対応時間を確保したいという理由から，高橋さんにベルト付きの車椅子を使用するようになっていた。

病棟看護師は，「高橋さんの徘徊に，ずっと付き添うことはできない。高橋さんには失語症があって，意思疎通が図れないため，どうしたらよいのかがわからない」と，老人看護専門看護師（以下，CNS）に相談した。

▌倫理的課題があるとアセスメントした理由

まずCNSとしては，高橋さんがなぜ，歩いているのか，病棟看護師が高橋さんをどのようにみているのか，状況を知りたいと考え，高橋さんの行動を観察し，その行動の意味を分析した。CNSは，前頭側頭型認知症という疾患の特性から，高橋さんは自分の言葉で自分の思いを表現することが難しいため，病棟看護師からの相談内容にある「徘徊」という行動にこそ，何らかの意味があるのではないかと考えた。

妻が面会に来たときに高橋さんは，妻と一緒に病棟内を何周も歩いていた。妻よりも1〜2歩，先を歩き，その歩行ペースを妻が見守っていた。高橋さんは何周かした後に自ら病室に戻り，休息をとっていた。

CNSが妻に，この入院中に一緒に「歩く」という行動についてたずねると，高橋さんが他院に入院したときに寝てばかりいて認知機能が低下した経験があり，身体機能維持を目的としたウォーキングが生活習慣になっていたということだった。

　このことから，高橋さんにとっては，「病棟内を歩き回ること」は「徘徊」ではなく，自宅で習慣化した「ウォーキング」を意味しているのではないかとCNS は考えた。前頭側頭型認知症の症状には常同行動があり，同じ行動を繰り返すという特性が高橋さんの日常にうまく組み入れられて，ウォーキングが日課になっていたことが考えられたからである。

　また，妻は今回の入院を契機に，以前のように認知機能が低下し，寝たきりになるのではないかと心配していた。そうならないような入院生活を妻は希望していたが，そのような思いを病棟看護師には伝えてはいなかった。CNS は，妻が高橋さんにどのように関わっているのか，その思いと日常生活の工夫を病棟看護師が知ろうとすることが重要ではないかと考えた。

　次に，病棟看護師は，高橋さんが離院や転倒をする可能性が考えられる状況に対して，ベルト付きの車椅子に座らせることによって対応していた。「高橋さんにはベルト付きの車椅子を使用する」と判断していることからして，病棟看護師に倫理的な葛藤はなく，また，入院生活の中で高橋さんにどのような影響があるのかについて検討はされていなかった。一方では，CNS に相談する行動には，病棟看護師が高橋さんとの関わりの中で，何か大切にしたい価値のようなものがあるのではないかとも思えた。

CNS が行った倫理調整

　CNS は，病棟看護師が何に悩み，何を考えているのかを傾聴した。

　病棟看護師は，認知症だから高橋さんとの意思疎通が難しいと考えており，高橋さんの病棟内を歩き回るという行動や怒りの感情の原因が，何から生じているのかについては考えが及んでいなかった。病棟看護師には，前頭側頭型認知症という疾患について，詳しく勉強する機会がなく，高橋さんに今，何が起きているのか，これまでどのように日常生活を送ってきたのかという重要な視点が欠けていた。しかし，一般的な安全な療養環境を整えるケアに対しては，意識が高かった。そのため，転倒予防という側面を重視し，やむをえないと判断し，ベルト付きの車椅子を使用していたのである。

　病棟看護師がCNS に高橋さんへのケア方法について相談した背景には，病

棟看護師自身が，無意識のうちに高橋さんを理解したいという思いを抱いているからではないかと推測した。病棟看護師は，高橋さんが慣れない環境で病院生活を過ごすため，何かよい支援はないかと考えていた。CNS に話すことによって，高橋さんとの意思疎通が難しく，病棟内を歩くことや怒りの原因を理解できず，つきっきりになることへのいら立ちを感じていたことに気づいた。

　高橋さんは，前頭側頭型認知症の進行が原因となって，自発語が少なくなっていた。また，本疾患に特異的な症状として，同じ行動を繰り返すという常同行動が現れていた。

　CNS は，前頭側頭型認知症の症状について病棟看護師に情報提供し，「今，高橋さんにどんなことが起きているのか」と，個人ではなくチームとして「今，起きている問題」について考える機会を提案した。

　このケースカンファレンスが，高橋さんは日課の「ウォーキング」が常同行動になっていたが，病棟看護師はそれを「徘徊」としてとらえていたと，自分自身で気づくきっかけになった。また，常同行動を制限した行為に対して，高橋さんの感情が怒りとして現れていた反応に気づき，なぜ高橋さんに怒りの反応がみられていたのかを理解する契機ともなった。そして，入院による生活環境の変化に合わせて高橋さんの行動を変えようとするのではなく，高橋さんの生活習慣に合わせた看護をチームで模索することが重要ではないかと考えられるまでになった（図）。

　CNS は，チームメンバーが倫理的な課題を考え，言葉にして伝えられているように感じたため，ベルト付きの車椅子を使用していることは，高橋さんが車椅子に縛られているのと同様であり，その姿をみる妻の苦悩について考えることを提案した。さらに CNS は，高橋さんとその妻が，前頭側頭型認知症という疾患を抱えて悩み生きる中で，誰にも相談することなく，急性期病院での認知症ケアに期待をせずに，入院生活で寝たきりにならないよう身を守るケア（ウォーキング）を自ら継続的に実施していたように感じたと病棟看護師に伝えた。

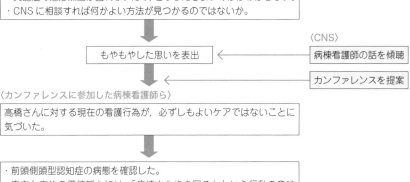

〈病棟看護師〉
- 高橋さんの「徘徊」にずっと付き添うことはできない。
- 失語症で意思疎通が図れないため，どうしたらよいのかがわからない。
- CNS に相談すれば何かよい方法が見つかるのではないか。

〈CNS〉
病棟看護師の話を傾聴

もやもやした思いを表出

カンファレンスを提案

〈カンファレンスに参加した病棟看護師ら〉
高橋さんに対する現在の看護行為が，必ずしもよいケアではないことに気づいた。

- 前頭側頭型認知症の病態を確認した。
- 患者と家族の価値観を知り，「病棟内を歩き回る」という行動の意味を知った。

身体拘束に代わる「尊厳を守る看護」をチームで検討

図　本事例における倫理調整のポイント

本事例の振り返り

　はじめは，病棟看護師は高橋さんの行動を「徘徊」ととらえ，その意味を知ろうとすることはなかった。そのため，これによる離院や転倒の防止策，高橋さんの安全を守ろうとする考えから，ベルト付き車椅子を使用する，身体拘束という選択肢をとっていた。

　CNS からの提案によってケースカンファレンスの場をもったことが，病棟看護師の視点から看護の方向性を考えるのではなく，高橋さんと妻の視点に立ち，その行動や価値観について知ろうとするきっかけとなった。さらに，高橋さんに提供する日常の看護について，そして，自分たちが行っている看護が今後の高橋さんの QOL にどう影響を与えうるかについて改めて見直す機会となった。

　また，病棟看護師が感じた課題が明確でなくても，「どうしたらよいのかがわからない」と，そのもやもやした気持ちを言葉に変えて発信したことが，病

棟看護師が日常的に行っている行為を見直すきっかけとなり，認知症の人の尊厳を守る看護へとつながっていった。

　このような事例は，急性期病院の病棟看護師が多重課題の中でよく遭遇すると思われる。高橋さんの行動や表情に関心をもつことなく，「認知症だから意思疎通が図れない」と断言されてしまうこともある。しかし，認知症に関する基本的知識，すなわち，原因疾患ごとの特徴的な症状，病期によって症状が異なることなどを知り，認知症の人の気持ちを知ろうとする姿勢をもてば，病棟看護師の関わり方やケアの方向性に変化が生まれ，認知症の人が安心できるのではないか。一般的に，身体状態や生活環境の変化によって，認知症の人はさまざまな行動を示すが，さらに，医療者が与える影響が要因となって認知症の人が不安になり，怒りの感情を抱くこともあると，私たちは認識する必要がある。

参 考 文 献
・池田学編集（2010）：専門医のための精神科臨床リュミエール 12，前頭側頭型認知症の臨床，中山書店．

患者の権利擁護者としての「倫理的問い」から生まれるケア
──発達障害の理解から患者の自律性を尊重したケア

┃ 事例紹介

　野中あい子さん，30歳代，無職，独居で両親は他県在住。

　5日前，ジョギング中に転倒して立てなくなり，総合病院に救急搬送された。搬送時より意識状態は清明で，大腿骨骨折がわかり，手術が実施された。手術後の安静度は，ベッド上安静から車椅子乗車が可能だったが，今後，松葉杖が外れるまでは3か月ほどが見込まれていた。

　一方，入院時の採血結果で電解質異常が認められていた。本人によると，入院前は決まった食材しか摂取しない生活だったという。入院中も食事へのこだわりが強く，偏食，食べる順番や自分自身のルールがあり，病院食の摂取が進まないことや，看護師の声のトーンに反応して，「その黄色い声がイライラする！　あーもう，ほんと無理！　出て行って！！」というといった易怒性や攻撃的な態度がたびたびみられた。

　面会中の家族からの情報では，幼少期より食事へのこだわりは強く，まわりとなじめない傾向があり，家族ともぶつかることが多かったという。

　担当医が本人に精神科受診歴を確認すると，他院精神科の受診歴があり，診療情報提供書には心理検査の結果，自閉スペクトラム症*と診断されていることもわかった。また，大学卒業後，就職をしたが職場に適応ができず，職も転々としてきたことがわかった。

　ある日，野中さんよりナースコールがあり，受け持ち看護師が訪室すると，

突然強い口調で「病院食なのに，量が多い！　私は体重が標準から逸脱しないように注意してきたのに！」と食事へのこだわりについて強く訴えた。さらに，「車椅子の生活ではストレスもたまる。自由に外へ行きたい」と訴えたかと思えば，次の瞬間には「なんか話していたらイライラしてきたから，1人になりたい」と訴えた。

　対応した病棟看護師と担当医は，野中さんの訴えにどのように対応すればよいか悩み，精神看護専門看護師（以下，CNS）に相談した。

倫理的課題があるとアセスメントした理由

　野中さんには，食事に対する強いこだわりや感覚過敏，他者の気持ちの汲み取りが難しい傾向など，発達面での障害があった。このため，本人の治療に対

—— *memo* ——

*自閉スペクトラム症（発達障害，発達障害者支援法について）

　自閉スペクトラム症は，2013年に「精神疾患の分類と診断の手引」第5版（DSM-5）が発表される以前は広汎性発達障害と呼ばれていたもので，不均一で多彩な症状を呈する神経発達面の障害である。診断の中核的な症状は「社会的コミュニケーションの障害」と「限定的な反復的な行動」である。これらは，複数の状況で相互の対人的-情緒的関係を持続的に欠いており，対人的なやり取りや，興味，情動，感情を共有することの少なさ，常同的な形式や物の使用へのこだわりや過度に固執した興味，感覚刺激に対する過敏さや鈍感さなどが持続的に生じていることなどでわかる。通常，症状は発達早期から存在しているが，社会的要求の程度や個々の学習によって，成人してから障害が明らかになることもある。

　発達障害者支援法は，2004年の制定後，支援のニーズや実態に応じて2016年に改正された。本法律の目的には，「発達障害者の心理機能の適正な発達及び円滑な社会生活の促進のために発達障害の症状の発現後できるだけ早期に発達支援を行うとともに，切れ目なく発達障害者の支援を行うことが特に重要である」と記されており，国・地方公共団体や国民の責務，【教育】【情報の共有の促進】【就労の支援】【権利利益の擁護】などの条項が定められている。社会全体で発達障害への理解と支援を広げるための施策が推進されるようになってきている。

する思いや生活調整のための意思が他者に伝わりにくく，患者の自律性の尊重が脅かされる状況があった。

　一方，病棟看護師には，野中さんが訴える入院生活上の要求に応えることで，患者の入院環境での自律性を尊重する自律尊重の原則と，野中さんとの関わりに時間を要し，他の患者へのケアにも影響が出ていることで，正義の原則との間で葛藤がみられた。さらに，野中さんの医療者への易怒的な態度や言動は，暴言・暴力のリスクと考えられ，担当医と病棟看護師からなる医療チームが野中さんに対して安心してケアを提供する権利も脅かされていた。

　そのような中，しだいに病棟看護師の中には野中さんに対して「わがままな患者」といった感情が生じていた。

　これらのことから，精神科医師，公認心理師（以下，心理師），CNSからなる精神科リエゾンチームが協働し，医療チームが野中さんの障害を理解することを助け，セルフケアを引き出すケアを検討していけるよう支援することは，医療者が患者の権利擁護の役割を遂行し，野中さんの自律性を尊重すること，医療者の安全を保ちながら，病棟全体のケアの公平性を保つ上で必要であると考えられた。

CNSが行った倫理調整

（1）精神科リエゾンチーム（精神科医師，心理師，CNS）の介入同意と目標の決定

　生活歴の確認など，なるべく本人から聞いていくことが望ましいと考え，まずは本人が困っていると思われた，不眠に対しての薬剤調整を糸口にして，担当医より精神科リエゾンチームの介入について本人に確認したところ，「困ったことはないから必要ない」と希望しなかった。

　そのため，精神科リエゾンチームと病棟看護師が同席で，家族（母親，父親）に詳しい生活歴を聴取する面談を実施したところ，家族が把握している本人の生活歴として，次のような情報が得られた。

　これまでの精神科への通院は，インターネット上の情報から，食事へのこだわりが脳にダメージを与えるのではと本人が急に心配になり，自ら開始したと

のことだった。しかし，精神科への通院は不定期で，処方されていた薬を飲むと不快があると訴え，治療を自己中断したとのことだった。また，家族と同居することに対しても生活のしにくさを訴え，家族から離れて1人で生活していたとのことだった。

これらのことから，本人は社会生活の中でストレスが生じやすいこと，ささいなきっかけで言動が変化しやすいこと，現状でも入院のストレスや不眠を訴えることもあり，入院経過の中で，本人から精神科の受診を希望されることも予測された。

そこで，本人が希望した際にはすぐに介入できるよう，精神科リエゾンチームが医療チームと情報共有をして関わっていくことについては，両親も希望した。

そして，本人への関わりに難渋している医療チームを支援することから開始し，野中さんと医療チームとの関係性構築を中心に，野中さん自身が必要時に医療者の精神・心理面のサポートを受けられるようになることを目指して，支援を開始した。

(2) カンファレンスを開催

① 医療チームの野中さんへの関わりについての困難感，ケアに関する「問い」の表出と共有

CNS は，病棟看護師とともにカンファレンスを計画し，本人への関わりを検討していくことにした。カンファレンスには医療チームが参加し，精神科リエゾンチームにも声をかけ，心理師，CNS が参加した。

その中で，病棟看護師が困難を感じていることとして，「ケアの時間が数分前後するだけで落ち着かず，本人の中のルールから外れるとの訴えが強くなることがある」「話題がコロコロ変わり，話の終結がわからず，お互いもやもやする」「『私，あなたが苦手なの』というようなことをいわれて傷ついた」といったことが共有された。

担当医からは，「気分の変化が激しく，要望が頻繁に変わる。野中さんの要求だけをすべて呑むわけにはいかない」といったことが共有された。

精神科リエゾンチームは，これまでの記録から本人の訴えを理解しようと関わっている医療チームの姿勢を支持し，他患者へのケアや業務との間でジレン

マを抱えやすい状況に対する理解と医療者に対するねぎらいの言葉をかけた。

　すると，「どうしたら野中さんとうまく関係が築けるのか」といった，野中さんと関わることへの前向きな問いも，カンファレンスの中で表出されるようになった。

　② 野中さんの「過去」「現在」「未来」の状況についての整理

　前医から取り寄せた診療情報に記載されていた心理テスト結果によると，野中さんには，人の気持ちや言葉の文脈を想像することに著しい障害があること，一方で，「数字」や視覚から入る具体的な情報への理解は良好であることがわかった。

　また，これまで自傷や他者へ暴力を振るったエピソードはなく，生活歴の情報から，自分自身の不安や居心地の悪さを自覚した際には，ストレスとなる状況から距離をとってストレス対処をしてきたことがうかがわれた。カンファレンスでは，自院で作成した「院内暴力対応マニュアル」に基づき，暴力リスクのアセスメントと，発生時の対応を確認した。その上で，野中さんの場合は，本人のストレス対処をできるだけ支持することができれば，現時点では暴力リスクも低いことをチームで共有した。

　さらに，精神科リエゾンチームからは，一般的に自閉スペクトラム症を抱える人への環境面の配慮として，本人に実施してほしいこと，守ってほしいことなどを紙に書いて共有することが，ケアとして有効であると考えられる点が補足された。

　その上で，野中さんの現状についてもう一度整理し，関わる方法を再検討した結果，病棟看護師からは，「入院して間もないので，病棟での1日のスケジュールがわかりにくいのではないか」「野中さんの安静度が，病棟内での行動範囲に制限されているため，居心地の悪さを自覚したときに逃げられる場所がなく，イライラしているのではないか」「治療上，守ってもらいたいことについては，紙に書いて病室の壁などに貼っておいた方がよいのではないか」など，野中さんの自律性を尊重した療養環境についての工夫が話し合われるようになった。そして，1日のスケジュールやルールを紙に書いてベッドサイドに貼り，視覚的にわかるようにしていく方針が検討された。

③ 自律尊重の原則に基づくケアの検討

カンファレンスの中で決定した方針については，野中さんが理解しやすいように，どのように伝えていくかということも話し合われた。

カンファレンスに参加していた担当医と副師長が本人へ方針を説明し，意向を確認していくことになった。まず，医療者側が本人に対し，ストレスの多い療養環境で生活していることをねぎらい，その上で，混乱しやすいスケジュールやルールについては病室の壁に貼って共有していくことを提案した。すると，本人も，「人（医療者）によっていうことが違うので混乱していた。そうした方がわかりやすい」と同意した。

付き添いでの外出希望や食事変更の申請の期限については，具体的に「いつ，何時までに，誰に」希望を出せばよいのかを明確に説明することで，本人のストレスへの対処を尊重しながら（＝自律尊重の原則），医療者間でも野中さんからの予定外の要望で，他患者へのケアの時間が割けないという状況を減らす方法での関わり（＝正義の原則）が開始された（図1）。

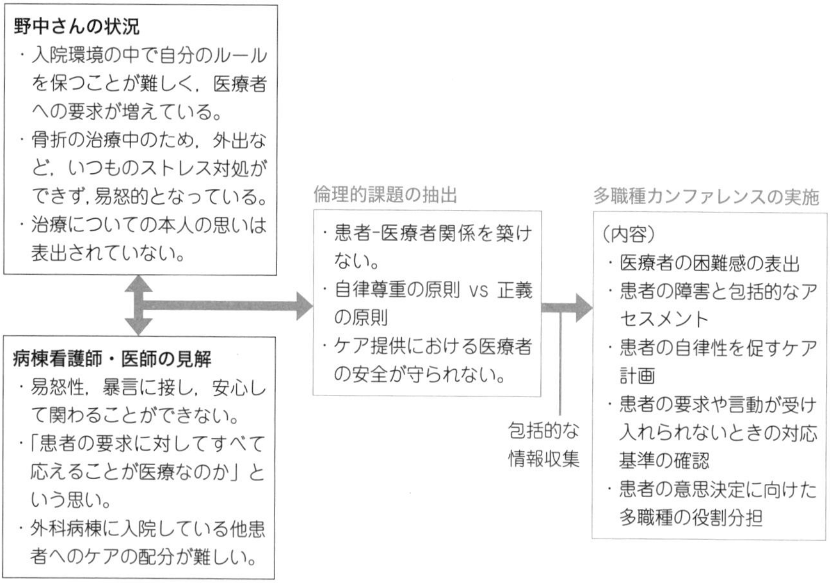

野中さんの状況
・入院環境の中で自分のルールを保つことが難しく，医療者への要求が増えている。
・骨折の治療中のため，外出など，いつものストレス対処ができず，易怒的となっている。
・治療についての本人の思いは表出されていない。

病棟看護師・医師の見解
・易怒性，暴言に接し，安心して関わることができない。
・「患者の要求に対してすべて応えることが医療なのか」という思い。
・外科病棟に入院している他患者へのケアの配分が難しい。

包括的な情報収集

倫理的課題の抽出
・患者-医療者関係を築けない。
・自律尊重の原則 vs 正義の原則
・ケア提供における医療者の安全が守られない。

多職種カンファレンスの実施
（内容）
・医療者の困難感の表出
・患者の障害と包括的なアセスメント
・患者の自律性を促すケア計画
・患者の要求や言動が受け入れられないときの対応基準の確認
・患者の意思決定に向けた多職種の役割分担

図1　CNSへの相談時の状況と介入プロセス

　その結果，患者−医療者間の信頼関係が構築され，野中さんは入院時と比べ，医療者や他患者との摩擦が少ない方法でストレスに対するSOSが出せるようになった。

(3) 本人の意思に基づく支援の検討

　病棟での生活に慣れてきたころ，野中さんより，「気分が落ち込むことがあるので薬の相談をしたい」と担当医に相談があった。担当医より精神科リエゾンチームへ連絡があり，チームで訪室をした。

　野中さんは，「入院生活に慣れてきたけれど，入院が長くなって，帰ってから生活できるか不安。家に帰っても1人なので……。今は突然走り出したい気持ちになることがある。日中はやる気が起きない。抗うつ剤がないと駄目だと思う」と話した。一方で，薬を飲むことの不安も口にした。

　チームメンバーはまず，野中さんから精神科へSOSを出してくれたことを支持した。そして，「突然走り出したい気持ち」をサインに頓用薬を使って自分のペースで気持ちを整えることを提案すると，本人も同意した。

　そして，退院後の不安については，医療チームへもフィードバックを行い，骨折の治療に対する具体的な見通しや生活への具体的な影響を担当医から説明され，野中さんはリハビリ転院ではなく，母親に協力を得て外来通院をすることを決めた。さらに，退院後も，生活制限が続く中での精神面の支援継続については，本人の意向を確認すると，「ちょうど就職のことを相談できる場所がほしかった」と話し，もともと通院していたクリニックへの通院再開を希望したため，精神科リエゾンチームからも本人の入院時の経過と今後の意向を記載した診療情報提供書を用意し，退院となった。

▎本事例の振り返り

　本事例は，骨折の治療のため総合病院に入院した自閉スペクトラム症をもつ患者への支援であり，障害を理解して患者のセルフケアを支援し，入院生活を送りながら検査・治療を実施していけることが重要であった。

　しかし，医療チームが関わり始めたころは，本人の障害による言動の意図がつかめず，患者の自律尊重の原則と正義の原則との間で倫理的な葛藤が生じ，

ケアや治療が難渋していた。

　CNS の役割においては，まず医療チームが抱いていた陰性感情について表出の場を設け，その中でも医療チームが患者のために悩んでいること，ケアとしてできていることを支持し，再び医療チームが患者の権利擁護者としての役割を遂行できるような調整が必要であった。さらに，精神科リエゾンチームとして情報を共有し，精神・心理職者がカンファレンスに参加することで，本人の障害や精神症状に関する情報，一般的な対応に関する，精神・心理面の専門職による解説や情報提供を行うことができた。そうすることによって，医療チームが野中さんの過去・現在・未来におけるさまざまな側面から，障害の理解や支援ニーズのアセスメントをすることにつながった。そして，医療チームは，対人交流に課題を抱えていた野中さんの意向の確認を，より本人が受け入れやすいようにコミュニケーションのとり方を工夫して実施していった。

　また，退院後の地域支援者への情報提供，本人への受診についての動機付けに関しては，発達障害をもつ患者への医療チームの支援経験を踏まえて検討する必要があった。本事例では，医療チームと協働し，精神科リエゾンチームに

野中さんの変化
・入院枠組みに慣れ，自身のペースを保ち生活
・ストレスを感じたときに医療者へ SOS の表出
・治療・療養に関する意思の表出
・退院後は両親，精神科のサポートを希望
➡ストレスとの折り合いをつけ，治療・療養に関する意思表出へ

患者-医療者関係の
構築・維持

病棟看護師・医師の変化
・障害をもつ野中さんの「体験」への気づきと個別的な介入計画
・セルフケアの評価と維持するケア
・医療の公平性・安全性にも配慮した介入の検討
・野中さんの意思に基づく退院支援の実施
➡障害の特性を理解し，患者とコミュニケーションをとりながら
　自律性を促すケアへ

図2　CNS・多職種介入後の変化

おいても介入を行った。その結果，精神科への相談ニーズがあった野中さんの
退院後の通院を支援することができた。

　こうした医療チームによる野中さんとの信頼関係を構築するプロセスと，多
職種協働での関わりを通して，医療チームが患者ケアを安全に実施する権利が
保障され，野中さんへの自律尊重の原則と，病棟全体のケアの分配という正義
の原則との間で生じていた葛藤の解消につながったと考えられる（図2）。

参 考 文 献

・Jonsen, A. R., Siegler, M., Winslade, W. J.（赤林朗，蔵田伸雄，児玉聡監訳）(2006)：臨床倫理
学―臨床医学における倫理的決定のための実践的なアプローチ，第5版，新興医学出版社．
・エルシー・L. バンドマン，バートラム・バンドマン（木村利人監訳，鶴若麻理，仙波由加里訳）(2010)：
いのちと向き合う看護と倫理―受精から終末期まで―，人間と歴史社．
・ベンジャミン・J. サドック，バージニア・A. サドック，ルイ-スペドロ（井上令一監修，四宮滋子，
田宮聡監訳)(2019)：カプラン臨床精神医学テキスト第3版―DSM-5® 診断基準の臨床への展開―，
メディカル・サイエンス・インターナショナル，p.1295-1296．
・厚生労働省：発達障害者支援法の改正について．
〈https://www.mhlw.go.jp/file/05-Shingikai-12601000-Seisakutoukatsukan-Sanjikanshitsu_
Shakaihoshoutantou/0000128829.pdf〉

多発外傷患者の救命治療をめぐる代理意思決定の苦悩
——家族の危機状態のケアと権利擁護による代理意思決定支援

▍事例紹介

　金谷史郎さん，34歳，男性。

　毎日，バイクで近くの鉄鋼工場に通勤（技師）している。趣味は，子ども（小学2年生の男児と4歳の女児）と休日に公園で遊ぶことである。運動好きで，大学時代は，山岳部に入っていた。最近は，子どもとジムでロッククライミングの練習をすることが楽しみになっている。仕事は，新しい制作品のサンプルをつくるために，連日連夜，集中して作業することが多く，妻の恵子さん（30歳，主婦）は心配が募っていた。今日は珍しく早く帰るとのメールが入り，子どもたちも，父親と週末の予定を相談するために起きて待っていた。

　20時32分，警察から連絡が入り，恵子さんらがあわてて救急病院に駆けつけたところ，史郎さんのバイクとトラックが衝突し，外傷性硬膜下出血による意識障害と右下腿開放複雑骨折を受傷したことを告げられた。

　搬送時，史郎さんには外傷による出血性ショックと脳挫傷による意識障害があり，救命救急医からの説明は，恵子さんが1人で聞くことになった。医師は，脳挫傷に伴う血腫増大により，頭蓋内圧亢進がみられ，意識障害があること，血腫拡大した場合は，「脳ヘルニア」という状態にまで進行し，死に至るおそれがあることを説明した。さらに，「今回の手術は救命のための手術であり，たとえ命が救われても後遺症が残る可能性が高く，日常生活がどの程度できるかはわからない。足の開放骨折は，複雑骨折で，緊急処置をしても感染により

切断の可能性がある」という内容を説明し，緊急手術に入った。恵子さんは顔面蒼白で，遅れて到着した自分の両親に，手を震わせ，泣きながら医師の話を伝えた。

　「うちの人，命危ないって。脳の血の塊をとってチューブ入れて帰ってくるって。その後，意識が戻るか，体が動くかはまだわからないって。それでね……かわいそうなのは，足がね，切り落とさないといけないかもって，先生がいってた。明日……。もう，どうしていいかわからない」と泣きながらいう恵子さんに対し，両親は，「あなたがしっかりしないと」と励ましていた。

　近くでみていた看護師は，このような状況下で恵子さんの対処能力が低くなっているにもかかわらず，家族からもしっかりするようにといわれ，医師にも意思決定を迫られ，妥当な判断ができるのだろうかと案じ，急性・重症患者看護専門看護師（以下，CNS）に相談を依頼した。

倫理的課題があるとアセスメントした理由

　妻の恵子さんは，夫の体をもっといたわっていれば事故が起こらなかったのではないかと自分を責めていた。また，救命のための下肢切断を承諾すれば，週末の楽しみである子どもとのジム通いや子どもの成長への関わりという，夫の生き方をも変えてしまうのではないかと悩んでいた。一方，夫の両親は，命を守るためなら下肢の切断はやむをえないと考えており，夫の心境や価値観，子どもの父親像の混乱を想定して，意思決定できずにいた（図1）。

　恵子さんは，1人で考えを整理して決定することができそうにない状況で，意思決定しなければならないという葛藤があり，患者の権利擁護者として恵子さんが代理意思決定できるような関わりが必要であると，CNSは判断した。

　患者の自律性が脆弱な上に，代理意思決定者である妻の自律性も夫の危機状態により揺らいでいることから，医師や家族の意見に左右されてしまい，患者の推定意思をもとにした意思決定にならない可能性があった。そのため，自己決定の権利を支える（擁護する）視点から，患者と家族の権利を守ることが必要だと考えた。危機状態で代理意思決定するストレスが大きい妻に対して，適切な情報提供と患者の価値をもとにした妻の考えを引き出し，患者にとって最

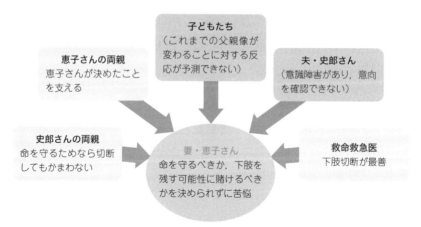

図1　関わる人々それぞれの思いと，妻の代理意思決定をめぐる苦悩

適と思うことを選択し，治療を決定できるようにする必要があると考えた。

CNS が行った倫理調整

　恵子さんには，自分が決断を下すのだという覚悟はあるが，決め手となる患者自身の考え（価値）はどうか，子どもたちはどう考えているか，明確にすることができなかった。自分の悲しみさえ表出できないまま，入院直後から，また，専門用語が多くてわかりにくい医師の話を1人で聞き，医師から圧倒される感覚で決断を繰り返ししていた。

　恵子さんの代理意思決定を支えるため，CNS は次のような2つの方向性で考えた。

　① 恵子さんが現状を把握し，患者の推定意思に基づいた今後の治療を選択できること，② 選択した後に，選択に対する反応を他の家族員と分かち合うことができることを目標とした。

　倫理調整のプロセスとしては，自分の気持ちを表現していない恵子さんの声をよく聴くことから始め，次の5つのプロセスを大切にしながらアプローチしていった（図2）。

〔危機状態での意思決定〕
・患者（夫・史郎さん）には現時点で判断できる能力がない
・代理意思決定者（妻・恵子さん）の自律性も弱まっている

---

(1) 妻の葛藤の原因を分析
・自責の念
・夫の人生を変えてしまうことへの不安
・子どもへの影響を考えての苦悩
・夫の両親との価値観の相違
・医師から圧倒される感覚
・自身の感情とも向き合えない

決定困難　⇒　対話を通し，現実を解釈

↓

(2) 妻の葛藤内容を整理
・夫が大切にしている価値観
　（生き方，考え方）とは？
・妻自身が期待する状況とは？
・可能性のある選択肢は？
・選択に必要な情報量か？

誰のため　　　妻自身の価値観との矛盾に気づく
の意思決　⇒　促し
定か？　　　　〔妻：葛藤が軽減し，治療選択へ〕

↓

(3) 患者の価値観の拾い上げ
・夫が日ごろから考えていたこと，価値　⇒
　を置いていたこととは？

対話での振り返りを通し，「最も重要な価値」を
基盤とした決定の促し
〔妻：自分の選択＝夫がするであろう選択〕

↓

(4) 医師への働きかけ
・「救命最優先」の価値観　　　　　　　⇒
・パターナリズム

妻への情報提供のあり方について調整
〔医師：適切な情報提供，妻との信頼関係構築に努力〕

↓

(5) 子どもとの対峙への支援
・子どもの価値観が未確認状態での決定　⇒
・母親としての責任感

苦悩の末の決断を言葉で説明する促し
〔妻：母親として子どもに向き合い，子ども：母親
を思いやり，家族の力を統合〕

〔意思決定後〕
・家族で現実を受け止め，支え合う姿
・医師からさらに綿密な治療計画の説明

図2　代理意思決定を支えるアプローチ

(1) 恵子さんの意思決定に伴う葛藤の原因や影響を及ぼしている事柄を明らかにする

　恵子さんとの対話を通して，葛藤の原因や影響を明らかにした。妻の恵子さんには，夫の体をもっといたわっていれば事故が起こらなかったのではないか

という自責の念があること，救命目的の下肢切断は，夫の生き方をも変えてしまうのではないかと不安に思う一方，夫の両親は，切断はやむをえないと考えており，問題解決の糸口を見出せずに，自分の考えと関わる人々の考えの相違に感情が揺れ動き，決定ができないでいた。そのため，恵子さんの感情に注目して，現実をともに解釈できるように対話をし，次のステップの矛盾点を明瞭にする作業に入った。

(2) 恵子さんの意思決定の葛藤内容を整理し，矛盾点に気づくようリフレクション（内省）を促す

　誰のための決定か，史郎さんが最も大切にしていた価値観はどのようなものなのか，生き方や考え方はどうか，恵子さんはどのような状況を期待しているのか，そのために可能な選択は何があるのか，選択のための情報は十分にあると感じているか，自分の価値観との矛盾点はどこかをゆっくりと対話した。恵子さんは，今までの生活と家族の会話を思い出し，「足がなくなることを悲しんでいるのは，私なのね。今までの生活を失いたくなくて（泣）……彼は，何よりも私たちのことを大事にしているから，足がなくてもきっと，一緒に生きてくれるはず。自信がなかったの，こんな一大事，私が決めるなんて。でも，彼のことは私が一番わかってるのだから，彼の人生を決めないと……」と述べ，葛藤の内容が整理され，それに伴い葛藤が軽減し，治療の選択をすることができた。

(3) 最も重要な価値を基盤に決定するよう進めることで，患者の価値観を拾い上げる

　恵子さんは，自分にとっても史郎さんの命が大切で，ともに生きることを一番に考えたいと思っており，「足を失う夫の人生」を思うと，重責で押しつぶされそうだった。しかし，恵子さんが選択した内容をもとに，患者が日ごろから何を考え重視している人かを対話で振り返ることで，夫は自分の足の喪失より，家族と生きる時間を大切にするだろうと考えた。どんなに忙しくても子どもと遊ぶことを大事にして，仕事も懸命にして生きる史郎さんだからこそ，妻の考えに同意してくれるだろうと思い始めた。そして，この状況下で夫の選択も自分が決定した選択と同じになるであろうことに気づいた。

(4) 医師から恵子さんへの情報提供のあり方について調整する

　CNS は，恵子さんへの情報提供のポイントについて医師と相談し，下肢切断後の生活への影響なども話すこととした。恵子さんはようやく，夫の価値観と自分の価値観をすり合わせて決めようとしていたものの，まだ自信がなく，不安を感じていた。

　そのため，医師に，① 恵子さんがこれから選ぶことへの意味づけや，② 下肢切断後の史郎さんの治療計画，③ 家族がすることなどを情報提供して，ともに考えてほしいと依頼した。

　さらに，今までは医師主導だったが，これからは恵子さんのペースに合わせて情報提供していくことが大切であろうことを伝えた。その後，面談の場で医師は，「CNS から，奥さんの決心を聞きました。入院してからずっと苦しい決断ばかりさせてすみません。僕たちも，どうしても救いたい一心で，これがいいと決めつけている節があって，それが，かえって奥さんを困らせたのだと思います。これからは，何でも聞いてください」と話し，医師も恵子さんとの信頼関係を築くことに努力を示した。

(5) 苦悩して決断した選択を言葉にして子どもにも表現してみるよう，恵子さんにすすめる

　なぜ，こうなったのか，母親が何を悩み，どう決めたのかを語るよう支援した。結果，子どもたちは，「ママ，大丈夫。パパが起きたら，僕が励ます」と答えた。そして，「パパなら，手で登るかもしれんよ」と恵子さんを勇気づけた。こうして，恵子さんは，決断し，医師に夫の下肢切断を申し出た。

本事例の振り返り

　治療の決定後，恵子さんは子どもに対しても母親として向き合うことができ，子どももそんな母親を思いやることができるという家族の力を統合し始めることができた。この意思決定により，困難に向き合い，家族の危機を乗り越えている。決定後，患者の治療計画についてはさらに綿密に医師から話され，患者の意識覚醒後の現実については，家族がしっかりと支えていた。

　失われた足について，子どもが「パパ，足短くなって，悲しいかもしれんけ

ど，また一緒に遊ぼうね」と励ましていた。患者も，意識のない自分の代わりに選択した事実を知り，泣きながらも，妻と今後の生計の立て方や子どもの育て方など，家族で生きていく方法を話し合った。

本事例は，頭部外傷という致命的な課題を決定できたのだから，次の段階である下肢切断も当然決定できるものと思い込んだことによる医師の説明の端的さと，家族にとっては命を救うことが最優先だろうという考えが，恵子さん自身に決定することの意味がどこにあるのかをみえにくくさせてしまっていた。また，事案の重さを一緒に考えてくれる支援者が少なく，1人で決めようとして自分の感情に向き合っておらず，問題解決の糸口がみえなくなっていた。危機的な状況で自律性が低下している家族に対して医師がパターナリズムで対応し，患者と妻の考えを見出しきれないという状態であった。

このように，緊急かつ人命に関わる決定を突きつけられ，喪失の連続の中で苦悩している家族は，危機状態に陥りやすい。本事例では，物事を妥当に判断できるのかを観察することから支援を始めることで，調整の方向づけができ

───── *memo* ─────

*クリティカルケアの領域における倫理的意思決定の解放に向けた看護師の役割

　本事例にもあるように，クリティカルケア領域では，生命が切迫した状態により時間的制約があることや，医学的見地が重要な情報となることから，医師主導の意思決定になりやすい状況が生まれる。医療者との知識の差からパワー勾配を生じる可能性も高く，家族が情緒的に混乱している最中に決定するため，患者中心の決定を目指すことは難しく，満足のいく決定に至らないことがある。

　最近では，解放的意思決定障害として，医療上の意思決定プロセスが，個人的知識や社会規範への考慮を組み入れない，あるいは柔軟な環境下で行われないために満足できない決定をもたらしている状態と定義し[4]，健康問題に対する意思決定プロセスに対して自由な選択を促進し，満足度を高められるよう，「解放」の概念を用いて意思決定することが看護師の役割であると考えられ始めている。

　① エンパワーメント，② 個人的知識，③ 社会規範，④ リフレクション，⑤ 柔軟な環境を要素として，クリティカルケア領域の看護師も患者と家族の権利を守りながら積極的に働きかけ，個人的知識や社会規範に配慮し，柔軟な環境下で満足できる意思決定を支えていくことが重要と思われる。

た。意思が弱まっている場合は，単に情報提供するのではなく，情動的に支援
し，エンパワーすることを通して自己の心の中の妨げに気づくようにすること
で,決める勇気が湧いてくる。決定するための力を促すには,心的なエネルギー
を整えることが必要である。本事例でも，ともに存在して不安を理解し，環境
や場に配慮することで，対話による共感により引き出すことができた。

　また，医師に対しても標準的な見方に偏らないよう働きかけ，家族の思いを
伝えることは重要であった。さらに，妻が子どもの気持ちを聴く勇気をもてる
ようリフレクションを促すことにより家族の統合性が増し，家族員個々が，そ
の決断を引き受けてより力強く進むのだということを，教わった事例であっ
た*。

引用・参考文献
1) 石塚紀美, 井上智子（2005）：救命救急領域における家族の代理意思決定時の思いと看護支援の実態. 日本クリティカルケア看護学会誌, 11（3）：11-23.
2) 李淑婷, 謝雨珊（2020）：解放性決策之概念分析. *Journal of Taiwan Nurse Practitioners*, 7（1）：36-43.
3) 髙田早苗（2019）：Emancipatory Knowing 変革のための看護倫理. 日本看護倫理学会誌, 1149（1）：105-106.
4) T. ヘザー・ハードマン（上鶴重美訳）（2021）：NANDA-I 看護診断　定義と分類 2021-2023 原書第 12 版, 医学書院, p.444-446.
5) Wittmann-Price, R. A.（2004）：Emancipation in decision-making in women's health care. *Journal of Advanced Nursing*, 47（4）：437-445.

脳幹部腫瘍をもつ子どもを中心に考えた治療方針の決定

事例紹介

悠貴くん，4歳7か月，男児。父親・母親（30歳代），妹（10か月）の4人家族。

悠貴くんは，4歳のとき，脳幹部腫瘍（びまん性橋グリオーマ*）と診断され，医師から予後不良であると両親に説明された。手術は不可能であり，放射線治療を行った後，外来フォローとなった。外来では，母親は，「大丈夫」といって気丈に振る舞い，思いを表出することがなかった。約7か月後，運動障害と嚥下障害が進行し，意識レベルの低下もみられ始めたため，入院することになった。

悠貴くんの病状の進行が速く，厳しい状態であり，いつ急変するかわからないと，両親に説明された。母親は，「できることはすべてしてほしい。この子を助けてほしい」と泣きながら訴えた。父親は，「妻のいうとおりにしてやってください」と述べた。蘇生処置をどこまで行うかについて，2人でよく話し合って決めてほしいと，医師から説明された。

1週間後，受け持ち看護師が何度か蘇生処置についてたずねたが，母親は，「決められない」「父親とは話していない」「奇跡を信じている」と答えた。それ以降，母親は，医師や受け持ち看護師を含む病棟看護師らを避けるようになった。3週間が経ち，受け持ち看護師はこのままでよいのかと悩み，小児看護専門看護師（以下，CNS）に相談した。CNSは，悠貴くんと家族の状況，困っていることについて，受け持ち看護師から話を聴いた。

倫理的課題があるとアセスメントした理由

　悠貴くんは，治癒が望めず死に近づいている状態にあったが，認知機能が発達途上にある年代であり，本人が状況を理解し，治療方針に関する意思決定を行うに至るには幼かった。そこで，家族が代理意思決定を行い，責任を負うことになるが，母親は，わが子にもうすぐ死が訪れるという現実がつらく，生きてほしいと強く願いながら，気持ちが揺らいで決められずにいた。

　受け持ち看護師は，悠貴くんに残された時間が少ないという焦りから，DNAR（do not attempt resuscitation）**の確認を急ぎ，それによって母親が追い込まれているようにみえた。受け持ち看護師は，自分の思いや価値にとらわれ，母親との間にずれが生じ，同じ目標に向かうことが困難な状況となっているのではないかと考えた。受け持ち看護師を含む病棟看護師らは，母親に避けられ，話もできない状況になっているため，今の状況を整理して看護師として何をすべきかを考えられるように支援する必要があると判断した。

CNS が行った倫理調整

　CNS が受け持ち看護師から話を聴いた際，悠貴くんに関わっている自分以外の医療者の考えを把握していないといったため，まず，看護師が行う病棟カンファレンスに参加し，皆の思いや考えを聴いた。受け持ち看護師は，「母親は現実を受け入れていない」といい，他の病棟看護師は，「病気のことを理解

— *memo* —

*びまん性橋グリオーマ
　橋を中心に急速に周囲に浸潤していく予後不良な腫瘍。発症から診断までの期間が短く，症状の進行が急速なことが特徴で，生存期間の中央値は 8 ～ 10 か月[1]。

**DNAR（do not attempt resuscitation）
　患者本人または患者の利益に関わる代理者の意思決定を受けて，心肺蘇生を行わないこと[2]。

していない」「悠貴くんは十分に頑張っているのだから,これ以上はかわいそう」「DNAR に同意しないなんて考えられない」などと述べた。

　受け持ち看護師は,母親のつらい気持ちを察しながらも,早く現実と向き合って,悠貴くんのために DNAR への同意を決めてほしいと焦り,母親との間に距離ができていると思われた。病棟看護師は,苦痛が少なく,悠貴くんらしく過ごせることを大事に考えるあまり,母親から蘇生処置を望む発言があったことで,母親を責める気持ちを抱いていた。

　病棟看護師らの思いを受け止めた上で,そのような感情の自覚を促し,今の状況を整理した。悠貴くんは今,どのような状態にあり,苦痛なく安楽に過ごせているか,悠貴くんが好きなことやしたいことは何か,悠貴くんらしさが大事にされているか,家族がどのような思いや体験をしているか,悠貴くんと家族が大切な時間をどのように過ごすとよいかという視点から一緒に考えてみようと提案した。意思決定を迫るのではなく,決められない思いを受け止める姿勢で,両親の気持ちを聴き,悩みながら決定していくプロセスを支えることが必要ではないか,DNAR への同意に固執せず,悠貴くんや家族へのケアを充実させることが重要ではないかと話し合った。

　話し合いの結果を受けて,看護師,医師,保育士,臨床心理士,理学療法士 (physical therapist；PT),言語聴覚士 (speech-language-hearing therapist；ST) の多職種合同カンファレンスの開催を病棟看護師長に要請し,その会に CNS も参加した。

　医師は,「いつ急変するかわからないから早く決めてほしい」「家族が決めたとおりにするだけ」と述べ,臨床心理士は,「家族はつらそう」,保育士と PT・ST は,「どう考えたらよいかわからない」といった。

　多職種の人たちの思いを受け止め,個々の感情の整理を行った上で,悠貴くんと家族によりよいケアを提供するために,悠貴くんらしさを大事にして,悠貴くんと家族が大切な時間をどのように過ごすとよいか,多職種チームで話し合った。

　その後も CNS は,週 1〜2 回,病棟カンファレンスに参加し,また,受け持ち看護師個人の相談にも応じ,目標の共有や方向性の確認,ケアの承認,具体的な関わり方への助言を行い,受け持ち看護師個人や看護チーム,多職種チー

ムを継続的に支援した。悠貴くんと家族への直接的な関わりは現場のスタッフに任せ，CNS は間接的に支援を行うこととした。

　カンファレンス後，受け持ち看護師を含む病棟看護師が，悠貴くんと過ごす母親の様子を見守りながら，意思決定を迫らず，母親の思いをゆっくりと聴く時間を大事にした。その中で，母親は，「つらい」「もういいと私の口からはいえない」「悠貴を苦しめることになるのか」と受け持ち看護師に話した。

　悠貴くんは「○○ちゃん（妹）と遊びたい」「お友達と遊びたい」と希望しているため，病院でも妹や両親と一緒に過ごせるように調整した。また，保育士が友達を連れて部屋を訪問し，一緒に遊ぶ時間を設けた。症状緩和に努め，外出・外泊ができるように調整を行った。臨床心理士は，母親のニーズに応じ，母親自身の体調や生活，気持ちの切り替えなどについて相談に応じた。PT は，悠貴くんが安楽に過ごせるように，ポジショニングやマッサージを実施した。ST は，悠貴くんの状態をみながら，むせにくい飲食物の選択や食事介助方法を母親と一緒に考えた。

　2 か月後，母親は，「父親と話して，最期は痛い思いをさせずに穏やかにって」といい，悠貴くんは，家族や医療スタッフに見守られ，永眠した。

　悠貴くんに関わっている人たちの思いと CNS の介入の概要を表に示す。

▌本事例の振り返り

　本事例では，幼児期にある悠貴くんに対して DNAR や延命などの治療方針に関する意思は確認できず，家族が代理意思決定を行うことになった。

　再入院時，母親は，子どもの死に向き合うことがつらく，生きてほしいと強く願って蘇生処置を望んだため，苦痛が少なく悠貴くんらしく過ごせること（QOL）が大事と思っている看護師と，一時的に価値が対立している形となった。両親も看護師も，悠貴くんにとってよいこと（最善）を考えているが，現実の受け入れに要する時間に差があることや，大事にしたいことが異なるため，思いのずれが生じた。

　その後，母親は気持ちが揺らいで決められず，看護師は焦りといら立ちから意思決定を急ぎ，また，家族を責める気持ちにもなり，互いに距離ができてし

表　悠貴くんに関わっている人たちの思いと CNS の介入

	再入院時	1 週間後	3 週間後	…	2 か月後
悠貴くん			・○○ちゃん（妹）と遊びたい ・お友達と遊びたい		
母親	・できることはすべてしてほしい ・この子を助けてほしい	・決められない ・父親とは話していない ・奇跡を信じている		・つらい ・もういいと私の口からはいえない ・悠貴を苦しめることになるのか	父親と話して,最期は痛い思いをさせずに穏やかにって……
	生きてほしいという強い願い		感情の揺らぎ		悠貴くんのQOL について考える
父親	妻のいうとおりにしてやってほしい	避ける	焦り いら立ち		
受け持ち看護師			母親は現実を受け入れていない		
病棟看護師			・病気のことを理解していない ・悠貴くんは十分に頑張っているのだから,これ以上はかわいそう ・DNAR に同意しないなんて考えられない 悠貴くんのQOLについて考える	・悠貴くんと過ごす母親の様子の見守り ・母親の思いをゆっくりと聴く時間を大事にする	
		DNAR の確認を急ぐ			
医師			・いつ急変するかわからないから早く決めてほしい ・家族が決めたとおりにするだけ		
臨床心理士			家族はつらそう		
保育士・PT・ST			どう考えたらよいかわからない		

〈医療スタッフへの CNS の介入〉

感情の自覚の促し, 状況の整理, 方向性の明確化, 多職種それぞれの役割と具体的な関わり方への助言, 互いの支え合いの促しなど

＊意思決定を迫るのではなく, 決められない思いを受け止める姿勢で, 悩みながら決定していくプロセスを支える

まい，同じ目標に向かって子どもを支えることが難しくなった。しかし，今一度，多職種チームが何を目指しているのか，どうすることが悠貴くんや家族にとってよいことなのか，視点を変えて考えることで，悠貴くんと家族の思いを理解し，寄り添う姿勢を持ち直した。最終的に，家族は，悠貴くんの様子の変化をみながら，悠貴くんらしさを大事に考え，多職種チームと協力して症状を緩和したり，希望をかなえるように関わった。

　CNS は，看護師の病棟カンファレンスや多職種合同カンファレンスを活用し，悠貴くんに関わっている人たちの思いや考えを明らかにした。看護師と母親との間に距離ができていることについては，家族の思いや体験を理解できるように，看護師が焦りやいら立ち，家族を責める気持ちなど，自身が抱いている感情を自覚し，事象を正確にとらえられるように支援した。また，意思決定にこだわらず，悠貴くんと家族によりよいケアをするという基本に立ち戻るように促した。

　看護師が母親を理解し，寄り添う姿勢をもち，悠貴くんにとってよいケアを一緒に考えることで，母親は看護師に気持ちを話せるようになった。家族の思いを受け止めながら，一緒に考え，その決定を一緒に背負っていく姿勢をもち，家族が悩みながら決定していくプロセスを支える必要性を伝えた。加えて，多職種チームが情報を共有し，同じ目標に向かって各自の役割を果たし，支え合っていけるように，継続的に支援した。家族は，悠貴くんとよい時間を過ごす中で，状態や様子の変化を実感しながら，悠貴くんのことを大事に考えて，治療方針に関する意思決定を行った。

引 用 文 献

1）柳澤隆昭（2009）：第 4 章各疾患の理解，L 脳脊髄腫瘍．丸光恵，石田也寸志監修，ココからはじめる小児がん看護，へるす出版，p.157-158.
2）日本救急医学会（2009）：DNAR．医学用語解説集．
　　〈https://www.jaam.jp/html/dictionary/dictionary/word/0308.htm〉

重症急性心筋梗塞患者の治療継続をめぐる代理意思決定における苦悩

事例紹介

　松本浩さん，50歳。元来健康。新聞配達事務所（以下，会社）に住み込み，新聞配達員をしていた。家族構成は，40歳の妻と4歳，2歳，0歳の子どもで，ほかの家族や親戚付き合いはない。

　ある日の早朝，浩さんが床の中でうめき声を上げた。妻が浩さんに声をかけるが反応がなく，急いで救急車を要請した。

　病院到着時，瞳孔は散大，心電図は心停止と心室頻拍を繰り返し，生命維持はとても厳しい状態であった。血液検査の結果から急性心筋梗塞と診断され，妻に治療の同意を得て，緊急心臓カテーテルが実施された。

　救命外来で対応に当たった急性・重症患者看護専門看護師（以下，CNS）は，浩さんの緊急心臓カテーテル実施中，待合室にいる妻に声をかけた。妻は呆然としており受け答えも曖昧な状況で，妻の周囲で子どもたちが走り回っていた。妻のその様子から，今後次々と展開される侵襲的治療の代理意思決定は，今の妻の精神状態では困難だと予測され，入院後も継続したCNSの介入が必要であると判断し，組織横断的なケアを行うこととした。

　緊急心臓カテーテル治療が終了し，浩さんは，人工呼吸器，人工心肺装置，大動脈バルーンパンピングを装着した状態でCCU（cardiac care unit；冠疾患集中治療室）に入室した。その後，医師より妻に対して病状説明が行われ，非常に重篤な状態であること，現在，全力で治療に当たっていることなどが伝

えられた。妻は，「一体なぜ？　昨日までは元気だったのに」と，ひとり言のように繰り返していた。

　翌日，妻は3人の子どもと会社所長とともに，非常に疲れた様子で面会に訪れたが，浩さんに近寄ることはできなかった。会社所長が先に浩さんの手を握り，「頑張れよ」と声をかけていた。会社所長は妻にも浩さんに近寄るよう促し，妻はやっとの思いで浩さんの手に触れているようだった。

　その後数日間，浩さんは不安定な状態が続いた。妻は毎日面会に訪れており，CNSは妻を気遣う言葉掛けをしていたが，ただ涙ぐむばかりで，言葉少なに帰った。

　浩さんは，発症時の状況から生命予後は厳しいことには変わりなく，心筋梗塞の病態から考えても，発症数日後に急変する可能性が高いことが推測されていた。また，実施している治療行為は，感染の可能性が高いことや機器性能の限界があり，同じ治療を継続することは困難であった。これらのことから，浩さん自身の回復力への期待をかけながらも，突然訪れる可能性の高い心停止時に蘇生を行うか否かについて，妻に確認する必要性があり，CNSと病棟看護師および担当医で，浩さんの状態の共有と妻へのケアに関して，連日カンファレンスを繰り返した。

　心停止時の蘇生に関しては，浩さんの年齢から本人の蘇生の意向は不明確であると推測された。また，妻の心情を考えると，現時点で浩さん本人の蘇生に関する意思を確認することは，妻の苦悩を深めることになりかねないという判断から，意図的に蘇生の意向に関する質問は避けることで医療チームは合意した。そして，入院時に説明した内容と同様，現状実施している積極的治療を継続しているが，生命維持に関しては厳しい状況には変わりないという説明をすることで一致した。

　この医療チームの決定は，妻の状況や心情を最大限配慮したものであった一方，浩さん本人の蘇生に対する意思確認や，妻の明確な思いを聞くことができない状況をもたらした。しかし，この時点において看護師は，可能な限り妻の気持ちに寄り添い，今を生きる浩さんを精一杯支援することとした。そして，妻の面会時には声をかけながらタッチングを促し，妻からの語りに耳を傾け，妻の現状理解の変化を気にかけるケアを継続した。

　入院7日目，浩さんは徐脈となり血圧も低下した。入院からの数日間，厳しい全身状態であることを伝えながらも，浩さん本人の生命維持能力への期待を込めた病状説明を行う方針で医療チームは対応してきた。しかし，この日の徐脈と血圧低下という状態変化は，浩さんの心機能のさらなる低下と判断され，近いうちに心停止に陥る可能性が予測されたことから，妻と会社所長に病状変化に対する説明が行われた。

　医師からは，現在，心筋梗塞患者に対するすべての治療を継続しているが，浩さん自身の心機能が低下してきたこと，現在実施している治療への反応が見込めない状況となってきていること，心停止となったときに心肺蘇生を行ったとしても蘇生の見込みが少ないことなど，もはや限界であることが説明された。妻は，「手術をしてください。蘇生をして命を助けてください！　小さい子どもたちのためにも！」と号泣しながら話した。その後，CCUの中でベッドサイドに座り，うつむきながら言葉少なに涙を流していた。妻のこの様子から，浩さんの体がもはや治療に反応できない状態で，限界に来ていることなどとうてい飲み込めない，ただひたすら浩さんの回復と生存を願っているということがうかがえた。そこで，CNSと病棟看護師は，妻の願いに寄り添う姿勢でケアを続けた。一方，医師からは，妻へ過度な期待を抱かせることのないよう，表現に配慮しながらも，現状に対する医学的な説明を行うことで現状理解を促すこととした。

　入院8日目，さらに全身状態が不安定となったことから，妻と会社所長に病状と心肺蘇生に関する説明がなされた。妻は，「この機械（人工呼吸器，人工心肺装置，大動脈バルーンパンピング）を付けているんだから，なんとか生かしてください！　なんとか助けてください！　死なせないでください！」と泣き崩れた。昨日に続き，この日の状態変化は，浩さん自身の生命予後が厳しい状態であることを示していた。医師からは，機械の補助に体が反応しきれないこと，機械の性能が限界に達しているが，機械の交換による体へのリスクが高いため不可能であること，再度の心肺蘇生に対する体の耐性がないことなど，これまでになく明確に説明された。この説明を受けた妻は，しばらく泣き続けていた。

　その数時間後，浩さんはさらに徐脈となり，医師から妻に再度心肺蘇生に体

が耐えられないという説明がなされ，妻は小さくうなずいた。

倫理的課題があるとアセスメントした理由

　本事例では，来院時に精神的危機状態にあった妻の様子から，代理意思決定の困難さという倫理的課題があるとCNSは判断した。その後，組織横断的に介入し，終末期医療への転換を告げられた妻の苦悩と状況の受け入れがたさ，そして，そうした中で治療の中止に同意せざるをえない妻の意思決定へと，倫理的課題が変化した。

(1) 来院時：精神的危機状態にある妻の代理意思決定の困難さ

　浩さんは心肺停止後の意識障害を伴う状態であり，自己決定能力はなく，今後の治療選択は，妻の代理意思決定に委ねられていた。

　一方，妻は夫の突然の発症に加え，心停止となった状況を受け止められず，自分の身の安全すら感知できない精神的危機状態であった。

　また，そうした状態となっている妻は，子どもたちへ関心が寄せられず，子どもの安全が養護されていない状況であった。

　急性期の患者は，一刻を争う侵襲的処置が必要となり，家族はその心理的状況とは裏腹に，次々と治療や治療継続に関する代理意思決定を迫られる。しかし，このときの妻は，適切な判断ができるとはいいがたい状態だった。また，浩さんの発症により，これまでの日常から激変した生活を送ることとなる妻が，十分に子どもの世話ができるのかどうかも気がかりであった。したがって，妻と子どもの安全を守り，日常生活も支援できる人材の確保も求められる。

　これらのことから，早急に意思決定支援と危機介入を開始する必要性があると判断した。

(2) 終末期医療への転換を告げられた妻の苦悩

　数日間の積極的治療を経たが，浩さんの状態が改善する見込みは乏しく，入院7日目，そして8日目の状態変化を機に，終末期医療へ転換する説明がなされた。

　治療の限界を示されることは，家族にとって衝撃的な現実であり，非常に受け入れがたい。また，治療中止の意思決定をした家族は，PTSD（posttraumatic stress disorder；心的外傷後ストレス障害）や抑うつ症状を呈することもあり[1]，その精神的負担は計り知れない。

　しかし，医学的判断に鑑みて，今以上の治療適応が乏しいという現実から，近づく死期に向けて，妻自身がグリーフワークに向き合える支援が必要だと判断した。

▋ CNS が行った倫理調整

(1) 妻と子どもに対する，心身の安全を守る支援

　精神的危機状態となった妻に対し，まず，妻自身の安全を守る支援が必要と判断した。そこで，救命外来での治療中に，CNS は意図的に声をかけ，妻の体調を気遣ったり，治療の進捗を説明したりした。また，衝撃的な出来事に関連し，突発的な行動に出ることもあるため，病院事務職員に所在の確認を依頼した。

　同時に，子どもを安全な環境で保護するため，救命外来での治療待機中は，病院事務員に子どもの世話も依頼した。

　次に，これから続くと予測される，侵襲的治療介入の代理意思決定に対し，心理的不均衡状態の妻は適切な判断が困難であると考えた。そこで，代理意思決定のサポートとして，頼れる人材を妻に確認したところ，浩さんの会社職員を選択したため，来院を依頼した。

　来院した会社所長と職員へ，妻と子どもの心身の安全確保と，治療の代理意思決定に関する支援が必要であることを CNS より説明した。会社所長は，全面的支援を承諾し，連日，妻とともに面会に来院し，病状説明も一緒に聞くこととなった。

　加えて，浩さんの病状が思うように回復しなかった場合，収入を失うだけでなく，住み込みの住居を失う可能性も考えられた。このことに対し，医師の病状説明の後，CNS は会社所長と面談し，社会資源に関する情報提供や医療ソーシャルワーカー（MSW）の紹介，そして住居の確保などについて確認した。会社所長は病状を理解しており，万が一の場合であっても住居は維持すること，会社本部と社会資源の活用を相談すると話していた。

(2) 妻の代理意思決定支援と終末期医療への転換に関わる精神的支援

　CNS は，担当医や病棟看護師と適時カンファレンスを行い，浩さんの背景や妻の思い，妻の悲嘆の様子を医療チームで共有した。そして，治療に望みをかけながらも現実を理解していく支援を，医療チームで継続的に実施することとした。また，意思決定支援にまつわる介入は，医療チームが会社所長とともに行うこととし，有用な社会資源に関する情報を共有した。

　病状説明を行う前には医師と協働し，面会時や妻の家庭での様子をあらかじめ共有することとした。さらに，医師の病状説明の後には，妻と会社所長，CNS の 3 人で面談する時間を設け，妻の思いを尊重しつつ，会社所長の意見も取り入れ，最終的には妻の意思決定を支援するという方向で話を進めていった（図）。

　入院後の浩さんは，急性心筋梗塞患者に対する現代医療のすべてを受けていた。つまり，これ以上の治療行為を加える手立てはなく，実施されている治療に対する，浩さん本人の身体反応により予後が決定するという状況であった。

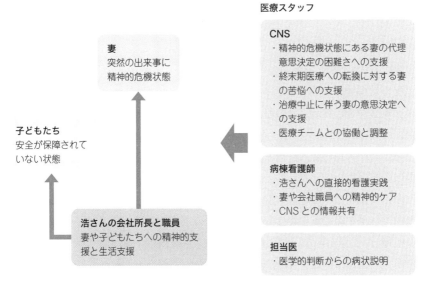

図　本事例を取り巻く状況

しかし，浩さんの状態は悪化し，入院後7日目には治療適応が乏しいこと，入院後8日目には終末期医療へ転換する説明がなされた。一方，妻は少しでも望みがあるのなら，という強い思いに加え，具体的な治療行為を十分に理解できていなかったと思われることから，手術や機械による治療，心肺蘇生の実施を懇願し続けていた。

　入院7日目の病状説明は，初めての治療選択の病状説明であり，この時点で，妻に現実を理解させる介入は困難だと判断し，医療チームは見守る姿勢をとった。しかし，翌日の終末期医療へ転換する説明は，妻にとっては，ゆっくり考える時間もないまま，夫の治療選択を迫られる状況となり，絶望の淵に立つ心境と推測された。

　浩さんの状態と，医師が終末期医療へ転換する説明を行うという事実は，残念ながら浩さんの死期が近づいていることを示唆していた。配偶者の死は，人生の中で最大のストレスとなるライフイベントの一つとされる。終末期医療への転換の説明は，容易に死を想起させ，不安や恐怖にさいなまれ，適切な判断をも揺るがす精神状態となる。そこで，妻自身がグリーフワークを進められる支援へシフトしていくことが必要だとCNSは判断した。

　まず，泣き続ける妻が落ち着いたところで，会社所長とともに別室へ移動した。妻にとっては，突然の発症に加え，入院7日目の徐脈など，浩さんの病状変化の速さに気持ちが追いつかず，現状を理解しえないと語っていた。一方，会社所長やCNSとの会話の中で，徐々に「どうにもならないんですよね」と，状況を理解するような発言へと変化していった。CNSは妻に寄り添い，妻にタッチングをしながらその言葉にそっとうなずき，心の揺れ動きを共有した。会社所長も，浩さんとの思い出を語りながら，妻の気持ちを汲む様子であった。

　妻と会社所長が院内待機して数時間後，浩さんのさらなる状態悪化により，妻は心肺蘇生を行わないことに同意せざるをえない状況となった。そこで，妻と会社所長が浩さんの体の温もりを実感し，生きている証を体感できるようにタッチングを促した。妻は涙ながらに夫の手を握ることが精一杯な様子で，会社所長は「ありがとう」と繰り返していた。その時間はわずか20分程度であったが，浩さんは妻と会社所長に見守られながら最期を迎えた。

　妻にエンゼルケアへの立ち会いを希望するかたずねると，弱々しくうなずい

たため，CNS や病棟看護師がともに実施した。エンゼルケアの間，妻は，「お父さん，どうするの？　子どもがまだ小さいよ。私はどうしたらいいの？」と泣きながら行っており，現状の受け入れに向かっているという様子ではなく，この先の状況がとても気になった。

　そこで，今後推測される妻の心理的変化についてや，困ったときにはすぐに相談してほしいということを会社所長に伝え，医療チームで浩さんを見送った。

　3週間後，妻と子どもたちが挨拶のために来院した。夫を喪失したことは未だに信じられないが，厳しい状態であることを説明してくれたことで心が少しずつ決まっていったこと，浩さんと同じ職場で妻が勤務し，住居もそのまま住み込みができていること，会社職員が子どもたちの世話をしてくれていること，子どもたちを立派に育てるために頑張ることなどを，少しの笑顔を交えながら話していた。

本事例の振り返り

　来院時の状況と入院後の経過から，予後が芳しくないと推察した CNS は，妻の代理意思決定を医療チームで支援する体制づくりと，妻と子どもの生活支援体制づくりを同時進行で進めた。幸い，浩さんの職場からさまざまな支援を受け，精神的なサポートと生活支援を受ける体制が早々に構築されたが，浩さんの状態変化の速さに，妻は明確な意思決定に至らぬまま，浩さんの最期を迎えることとなった。

　重篤な急性期患者は，病態変化が速く，生命に関わる侵襲的治療介入も多い。また，患者本人が意思決定できる状況よりも，家族による代理意思決定を迫られる場面が多い。医療者は，限られた時間の中で，先を見越した介入を行うが，それでも，家族の気持ちが状況に追いつかないことも多くみられる。また，医療者は，院内での支援が中心となり，患者の退院後の状況を知ることが困難であるため，行った介入や支援が適切だったのかどうか，わかりにくい場合もある。

　本事例については，後日，妻からの言葉を聞くことができ，医療チームが行ってきた支援が効果的であったことがわかり，安堵した記憶がある。限りある時

間の中で，タイミングを逸することなく，医療チームが協働して全面的に支援
することは，遺された家族の生活，そしてグリーフケアにも影響することととと
らえ，真摯に対応し続けることの大切さを教えられた事例であった。

引 用 文 献

1) Azoulay E., Porchard F., Kentish-Barnes N., *et al.* (2005) : Risk of post-traumatic stress symptoms in family members of intensive care unit patients. *American Journal of Respiratory and Critical Care Medicine*, 171 (9) : 987-994.

人工血液透析治療を拒否する
1人暮らしの高齢患者に対する在宅療養支援

事例紹介

　五郎さん，75歳，男性。東京の下町で1人暮らしをしている。40歳代の娘は他県に嫁ぎ，妻とは10年前に死別している。若いころから商店を営んできたが，後継ぎがおらず，数年前に店をたたんだ。

　寡黙な五郎さんではあるが，20年前に高血圧を指摘されてから長く主治医をしている医師には信頼を寄せている。3年前にアルツハイマー型認知症との診断を受けるが，物忘れがみられる程度であった。また，同時期に腎機能の低下を指摘され，内服治療を行ってきた。今回，推定糸球体濾過量（e-GFR）が10を下回り，主治医からは人工血液透析導入をすすめられたが，本人は拒否をした。

　五郎さんには，最期まで家で過ごしたいという意向があり，数年前からケアマネジャーとヘルパーが関わってきた。今回の腎機能低下を機に，医療相談と状態観察の目的で訪問看護が導入され，在宅看護専門看護師（以下，CNS）は，担当訪問看護師数名のうちの一人として関わりを始めた。

倫理的課題があるとアセスメントした理由

　五郎さんは高血圧以外，既往歴もなく，人工血液透析を導入すれば，これまでとさほど変わらない生活を何年も送ることができ，もし透析をしなければ数

年以内に亡くなることが予測された。「人工血液透析を受けない」という意思
表示に対し，主治医は戸惑い，「透析をしないのであれば，自分はもう主治医
を引き受けられない」と話すようになっていた。このままでは主治医不在の在
宅療養となる可能性があり，そうすると五郎さんの望むように最期まで家にい
ることがかなわない可能性があった。

　医療全般を受けないことが五郎さんの本心からの意向なのか，また，認知症
もあること，遠方に住む娘の意向が不明であることなど，さまざまなことが整
理されておらず，これらを五郎さんと一緒に整理していく必要があると CNS
は考えた。

CNS が行った倫理調整

(1) 本人の認知能力を見極め，意向を引き出す

　まず，五郎さんの認知症の状態のアセスメントを行った。認知症の状態が物
忘れ程度であること，日常動作の手続き記憶に問題がないこと，屋内が整理整
頓されていて，ゴミか否かが判断できることから，大事なことは自分で判断で
きる状態であると考えた。

　また，本人にとっての人工血液透析治療はどのような意味をもつことなのか，
治療に対する意思や意味，価値を確認することが重要だと考えた。人工血液透
析を導入すれば，QOL を維持しながら，これまでとさほど変わらない生活を
送ることができるというのが医療者の見解であったが，治療の価値について本
人と医療者との間にずれがある可能性があるので，人工血液透析を選択した場
合としなかった場合の QOL について，ていねいに話し合いを行った。

　結果，五郎さんにとっては，人工血液透析をするために自宅を毎週，数時間
空けることが大変な QOL の低下につながることがわかった。「親の土地に自
分が建てた自分の城だ，何時間も空けたくない。ここにいる。ここで迎えを待
つ」と，週に数時間，決まって家を空けることがひどく苦痛であること，透析
をせずにあの世から迎えが来るのを待つことに価値を置いていることがわかっ
た。同時に，症状緩和や内服治療はしたいこと，生活全般に介護が必要でも自
分1人で過ごす時間もほしいという思いも引き出した。

　五郎さんの意向は強く，CNS を含め，担当訪問看護師らは五郎さんの意向をかなえたいと思うが，「透析をしない」という選択を主治医や関係者に理解してもらうためには話し合いを繰り返す必要があると感じていた。

(2) 本人の意向をかなえるために支援する人たちとの合意形成

　五郎さんの意向をどのようにかなえていくのか，ケアマネジャーが中心となり，本人・娘・ヘルパー・訪問看護師・ケアマネジャー・主治医で話し合う機会をつくった。娘だけと話し合う機会を別途設けてもよかったが，娘 1 人に親の今後について考えて決めてもらうことは荷が重く，五郎さんが信頼を寄せるケアマネジャーやヘルパーを交えて話すことの方が必要だと考えた。

　こうして本人の意向を共有した上で，その意向を尊重しながら最期まで支援したいと考えていることを，訪問看護師が五郎さんと娘に伝えた。本人の希望を一番に優先させることに対しては，娘にも介護職にも戸惑いはなかった。

　しかし，主治医は，透析ができる状態であるのにしないという五郎さんの決定になかなか納得できなかった。医師としての使命感や職業倫理によってジレンマを感じていると考えた CNS は，「五郎さんは先生にこれからもみてほしいと思っています。今後訪れるかもしれないしんどさを先生に和らげてほしいし，事情をよく知っている先生に最期までみてほしいのです」と，寡黙な五郎さんの代弁をするように伝えた。医師としての役割を明確にすることで，主治医はなんとか納得し，「透析はしないが，内服治療と緩和ケアは積極的に行う」という，五郎さんがしてほしい医療を提供できることとなった。

　さらに，多職種が協働するためには共通する目標をもつことが重要であるため，どのような療養をしていくか，話し合いをした。

　娘は，自分の仕事を大事にしており，その仕事を続けながら介護をしていくことに不安があると話したが，付き合いの長いケアマネジャーやヘルパーから，「私たちが支えるから大丈夫」と励ましを受け，「五郎さんは内服薬で腎機能をいたわりながら，おうちで最期まで過ごす。娘は仕事をしながらできる役割をする」という目標に合意した。訪問看護師から，腎機能不全に伴う症状や暮らしの不自由さについて今後起こりうることを話し，対処の仕方について話し合った。五郎さん自身もこの話し合いを通し，ホッとした表情をみせた。

(3) 意思決定をした後，病状の変化に伴って起こる看護師や娘の戸惑いに付き合う

　近年，高齢者への医療提供については，本人の意思に従い，過度の医療の差し控えや治療の中止を行うことなどがガイドラインでも示されているが，人工血液透析に関しては，医師から適応と判断された人は治療を選択することが多い。そのため，「透析はしない」という五郎さんの選択に戸惑う訪問看護師もいた。そしてその戸惑いは，症状の進行とともに関わる看護師が増えたり，夜間の緊急連絡が増えたりするにつれて強くなっていった。訪問看護ステーションでは，状況の変化に応じて24時間対応できるように，看護師が24時間交代で緊急連絡を受ける当番をしているため，五郎さんには今後も担当看護師以外の多くの看護師が関わることが予測された。

　そこで，CNSは看護師間で話し合いができる場を設け，まずは看護師の感じている戸惑いを言葉にしてもらった。また，訪問時に聞かれた五郎さん自身の言葉や価値観を共有するようにすると，看護師たちは次第に納得し，「これでいいのだ」と口にするようになった。

　五郎さんの1人娘は就労しており，仕事にやりがいを感じていた。しかし，親の介護というと身体的な介護をイメージする様子で，仕事をしているために身体的な介護に割ける時間が少ないことに対し，娘は自責の念をもっていた。五郎さんの倦怠感が強くなり，臥床がちになると，娘からは焦るような，自分を責める言葉が聞かれた。しかし，娘が仕事を辞めて介護に専念することは，娘の今後数十年間の人生に経済的なダメージを与えるだけでなく，社会での役割を失うことにもつながる。もちろん，親の介護に専念することは，人生においてとても価値のあることではあるが，介護の形はさまざまであることを示し，むしろ，五郎さんと親子ならではの会話をしたり，一緒に散歩したりすることは，娘にしかできない効果があることを伝え，娘を力づけた。娘には，金銭管理や腎臓病食の通信販売の注文係という役割を全うしてもらうことを提案した。その後も娘は就労を続けながら役割を全うできた。

(4) 五郎さんの死に対するヘルパーの準備

　今回の五郎さんを支える介護チームメンバーは，数年前から継続的に五郎さんの生活支援をしており，その人となりを知っているため，「透析はしない」

という選択をしたことに対する戸惑いはみられなかった。

　しかし，五郎さんの場合，腎不全から高カリウム血症を起こし，急死する可能性があった。もし急変した際にはヘルパーが発見する可能性が最も高いと考えられ，そのときに，「自分の対応が悪かったのではないか，治療した方がよかったのではないか」と感じたり，大きなショックを受けたりする場合が予測された。

　顕在化はしていないが潜在する課題があると考え，ヘルパーには急死の可能性があることを説明し，その際の連絡の仕方について大きく書き，よくみえるところに掲示するようにした。また，そのような事態は自然な経過であることを伝えるようにして，日々，ヘルパーの思いも聞きながら，つらさを緩和できるように関わった。

本事例の振り返り

　その後，五郎さんは1年半近く，ほぼ自立して自宅で生活した。しかし，亡くなる数週間前からはほとんど臥床し，症状の進行とともに苦痛が生じた。苦痛があることで，意向の変化があるかもしれないと考え，本人の意識状態がよい時を見極め，最期を過ごす場やケアについてたずねた。五郎さんはしっかりと，「これでいい」と話し，意向に変化はなかった。その後，五郎さんは娘に見守られながら自宅で亡くなった。

　本事例は，家にいることに確固たる価値をもつ五郎さんが，受けたい医療を選択し，最期まで自宅で過ごすことを訪問看護師として支援した事例であった。

　治療の選択については，治療の効果が期待できたがゆえに，看護師には本人の意向を尊重したい思いと，医療を受けて生きてほしい思いとの葛藤があったが，本人の意向だけではなく，本人にとって家にいることの価値を知ることができたことが，ジレンマの解消につながった。

　五郎さんが最期まで自宅で過ごすためには，関係者の納得と協力が不可欠であるため，関係者それぞれの思いを理解しながら話し合いを行い，皆が納得して，共通の目標をもって支援することが重要であった。また，人工血液透析を受けないで家で過ごすという意思決定がなされた後も，病状の進行とともにさ

まざまな戸惑い，葛藤が生まれた。

　娘が抱いた親の介護へのジレンマに関しては，関係者が娘にステレオタイプ的な介護者としての役割を押しつけず，娘にしかできないことや役割を提案することで緩和され，新しい役割を獲得することができたと考える。五郎さん自身にも，症状の変化により意向の変化が生じる可能性があるため，よいタイミングを見計らって本人の意向や目標を確認できた。さらに，状況の変化により

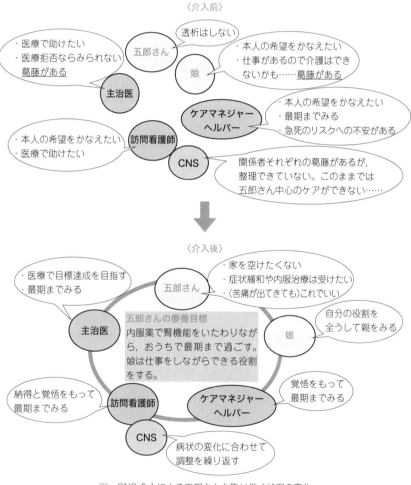

図　CNS 介入による五郎さんを取り巻く状況の変化

協働するチームメンバーは変わっていくが，そのメンバーの戸惑いや葛藤に目を向けるようにして，五郎さんも，五郎さんを支える関係者も，五郎さんの目標に納得し，支援を続けることができた（図）。

　在宅医療が盛んになりつつある近年でも，1人暮らし高齢者の在宅看取りについては，「関係者にとって予測がつかないことが起きるのではないか」「孤独死の可能性があるのではないか」など，療養者のまわりの人々に葛藤が生じることがある。

　本事例では，ケアマネジャーやヘルパーにそのようなジレンマがみられなかった。それは，この地域では1人暮らしの在宅看取りが多く，本人が望めばそれを支える資源が地域にもともと備わっていたためと考える。支援する人たちの倫理的なジレンマは，その地域のもつ資源や文化・風土によって軽減したり，今回の「人工血液透析をしない」というような，一般的な傾向とは異なる選択を本人がすることによって強くなったりすることを学んだ事例であった。

参 考 文 献
・厚生労働省（2018）：人生の最終段階における医療・ケアの決定プロセスに関するガイドライン．
・厚生労働省（2018）：認知症の人の日常生活・社会生活における意思決定支援ガイドライン．
・日本老年医学会（2012）：高齢者ケアの意思決定プロセスに関するガイドライン〜人工的水分・栄養補給の導入を中心として〜．

Case
13

高齢心不全患者の生きがいを大切にした
セルフケア支援

■ 事例紹介

　川上義男さん，80歳，男性。元図書館職員。8年前に妻を亡くし，現在は1人暮らし。娘（52歳）は，川上さんの自宅から車で30分の場所に住んでいる。年相応の物忘れはあるが，認知機能低下なし。要支援1，性格は真面目で頑固。

　既往に，高血圧，心房細動，陳旧性心筋梗塞，慢性心不全があり，両心室ペーシング機能付き植え込み型除細動器（cardiac resynchronization therapy defibrillator；CRTD）*を挿入中。ここ1年間は慢性心不全の急性増悪を繰り返しており，今回も呼吸困難，浮腫を主訴に受診し，心不全の診断を受け，緊急入院となっていた。

　病棟看護師は，自宅での体調管理や生活支援として，訪問看護や介護サービ

―― *memo* ――

*両心室ペーシング機能付き植え込み型除細動器（CRTD）

　心不全では，左右の心室収縮のタイミングが「ずれる」ことで，収縮効率が下がり，心不全を悪化させることがある。CRTDは，収縮のタイミングが同時になるよう左右の心室にペーシングリードを入れて心拍出量を保持し，心不全の改善を図ろうとする心臓再同期療法と，致死性不整脈に伴う突然死を予防するための植え込み型除細動器が合わさった，植え込み型の医療機器である。

スの導入を提案していたが，本人は，地域支援の介入を拒否していた。医師は，心機能が低いことから突然死の危険性も考え，娘との同居や施設での生活も選択肢であることを本人・娘に説明していた。川上さんは，これまでどおり自宅での生活を希望し，娘も，本人の思いを尊重したいと考えていたが，施設をすすめた方が体調管理にはよいのではないかと悩んでいた。

　今回，主治医からはセルフケア向上への介入依頼があり，病棟看護主任からは，本人の思いにどのように対応していくべきかと相談があり，慢性疾患看護専門看護師（以下，CNS）が介入することとなった。

倫理的課題があるとアセスメントした理由

　川上さんには年相応の物忘れはあるが，認知機能の低下はなく，状況判断能力はあった。病状説明を受け，納得した上で，施設入居も，訪問看護やヘルパーなどの支援も拒否しているのであれば，その意思や自己決定は尊重されるべきである。しかし，川上さんが病気をどのように受け止め，今後の人生や日常生活をどのように送りたいのかという，川上さん自身の価値観や信念が明らかになっていない状況であった。このような中で，病状や医学的観点から施設や地域支援をすすめていくのは，両者の合意が図れていないという点で倫理的に課題があるのではないかと CNS は考えた。

　また，医師は心不全の悪化要因はセルフケア不足も関与していると推測していたものの，川上さんの日常生活やこれまでのセルフケアの内容や評価，心機能を中心とした身体的アセスメントの情報が不足しており，病棟看護師も含めて十分に検討できていない状況にあった。そのため，川上さんの，健康教育を受ける機会が十分に保障されていないと考えられた。

CNS が行った倫理調整

（1）介入方針をチームで検討する

　CNS は，川上さんが心不全の急性増悪を繰り返し，左室駆出率が低下している背景から，今後さらに日常生活の幅が狭まっていくことや突然死のリスク

を予測した。川上さんが望む生活の実現に向けた援助をするためには，川上さんが何を大切にしたいと思っているのかを医療者が共有した支援をする必要がある。病期を見極め，川上さんの生活に合わせたセルフケアへと変えていけるように支援することが，川上さんの療養を力づけ，川上さんが病気と向き合い，療養生活との折り合いをつけることを可能にすると考えた。

　医療者が一丸となって川上さんに関わるためにも，個々でもつ情報を集約させ，介入の方向性を共有する必要があった。そこで，主治医や看護師チームに働きかけ，昼のカンファレンスの日程調整を CNS が行った。

(2) 患者の思いを知る

　CNS として，川上さんの思いを知ることがまず大切と感じ，川上さんのライフヒストリーや大切に思っていること，心不全を繰り返す状況をどのように受け止めているのか，丹念に話を聞いた。妻を突然亡くしてショックを受けていたが，妻が愛したアジサイの世話をすることで，穏やかな気持ちになっていたこと，以前働いていた図書館からボランティアの誘いを受けたことが嬉しくて，連日手伝っていたことがわかった。そして，それらを生きがいと感じ，できるだけ長く続けたいと考えていた。また，自分らしくない生き方を続ける長生きには意味がないと考えていた。しかし，心不全増悪時に，川上さんは，息切れと浮腫に気づいただけで，今回も治療をして早く元気になって元の生活に戻りたいと考えており，身体状況と本人の思いに乖離があることがわかった。

(3) 倫理的課題をチームで共有する

　医療者は，川上さんの不安定な病状が，介護施設への入居や訪問看護師，ヘルパーなど地域の支援を得ることで安定につながると考えていた。一方，川上さんの生きがいや，もっている力には焦点化されていないと考えられた。手順を踏んで系統的に話し合いを進め，論理的な根拠と広い視野で情報を収集することを通して，チームが倫理的課題を共有できると考えた。そのためのツールとして，Jonsen の 4 分割**を用いることを CNS が提案した。カンファレンスでは病棟看護師が中心となって司会進行を行い，サポートとして CNS が入って医師，看護師が持ち合わせている情報をその場で書き出して整理した。

　医師からは，心エコー上，左室駆出率が 40％から 20％ まで低下しているが，安静や薬物治療にて心不全が改善傾向にあることから，セルフケアの改善が図

れれば，急性増悪を回避できると考えているとの説明があった。

　病棟看護師からは，川上さん自身は健康でありたいと思っており，服薬管理や体重，塩分，水分制限に関するセルフモニタリングをし，受診のタイミングへの理解はあると説明された。しかし，体重増加があっても問題視せず，様子観察するのみだったという一面についても語られた。また，便秘や食欲不振，動悸などを心不全症状ととらえていないとの説明があった。

　患者の意向については，なぜ川上さんがアジサイの庭仕事や図書館ボランティアを大切に考え，生きがいに感じているのかを CNS が代弁者となって医療者と共有を図った。また，川上さんは自分らしくない生き方で長生きしても意味がない，家庭をもつ娘に迷惑をかけたくないと考えていること，さらに，他者から干渉されたくないと考え，外部の介入を拒否していることを共有した。

　QOL については，草むしりや図書館での仕事を，週3回から，多いときには5回，行っていた。また，体力低下を防止するため，積極的に歩くことや，階段を使用しているという情報があがった。

　周囲の状況に関しては，娘は週3回程度であれば，川上さん宅への訪問は可能であり，協力の意思が強くあることや，図書館との人間関係は良好であることなどの情報を得ることができた。

(4) チームで患者にとっての最善を考える

　Jonsen の4分割で得られた情報を，医師と病棟看護師とのチームカンファレンスで共有し，川上さんにとっての最善は何かを検討した。

　医師からは，心機能に対して，図書館での仕事や庭仕事，積極的な階段の使用が過負荷となっている可能性があり，活動調整すれば本人の望む生活に近づけることができるのではないかとの意見が出た。病棟看護師からは，病状の認

───── *memo* ─────

** Jonsen の4分割[1,2]

　Albert R. Jonsen らが考案した，臨床の倫理を考える検討シート。「医学的適応」「患者の意向」「QOL」「周囲の状況」の4つの視点に分かれており，複雑な臨床のケースの重要な情報や細部を整理し，広い視点から課題となる点を総合的に把握することができる。

識と解釈が不十分であるため，受診に結びつかない可能性があること，もう一度，日常生活に焦点を当て，セルフマネジメント能力を高めていけば早めに対処ができ，今の生活を続けられるのではないか，などの意見が出た。

　CNSは，それらの情報や医療者の発言から，川上さんの望む生活が継続できるようにするためには，まず，日常生活の中で過負荷となっている動作は何かを検討すること，次に，心不全症状の変化を医療者とともに共有して気づきを高めていくこと，最後に，娘も一緒に病状を把握し，生活調整を医療者とともに検討していくことを整理した。

(5) 患者，家族と医療者が情報を共有できる機会をつくる

　CNSは，川上さんと娘が，直接医師に思いや価値観を伝えること，そして，医師も医学的根拠を正確に伝え，互いが話し合い，納得できる機会をつくることが，相互の信頼関係を深めると考えた。また，今後起こりうる治療選択や川上さんのセルフケア行動にも効果があると考え，CNSが同席した話し合いの場を設けた。

　医師からは，治療方針としては，病状進行を延伸し，突然死を予防すること，川上さんらしい生活を送ることが目標であると説明された。また，心不全病期はステージCであるが，現在の生活を調整することで川上さんの目標達成の可能性が高くなると伝えられた。

　川上さんと娘からは，思いを医師が受け止めてくれたことが嬉しいと感じたこと，しかし，心機能の低下を指摘されても実感できないため，自分が納得するまでは1人でやってみたいと考えていることが語られた。

　そこで，CNSは，医師や病棟看護師の思いを川上さんと娘に伝えた。そして，川上さんの身体状況に応じたセルフケア支援を医療者とともに検討するために，川上さんの適正な活動量（運動耐容能）を知ることから始めましょうと提案した。

(6) 患者とともに生活を振り返る

　CNSは，川上さんの具体的な活動量を把握するためにも，医師に心臓リハビリテーション導入を相談し，健康運動指導士のもと，運動耐容能の検査が実施された。その結果，3.3 Mets（メッツ）以上の活動量での負荷がかかっていることがわかった***。

　実際の生活では，しゃがんだ姿勢で草むしりを1時間行っていた。また，図書館通勤途中にある坂道や階段を，体力づくりのために時間をかけて上っていた。図書館での仕事は，上下運動を伴う書籍の片づけなど，5 Mets以上の活動内容であった。

　CNSは，それらの活動後の体調を振り返ることが川上さんの心不全症状の気づきを高めると考え，振り返りを重ねた。その後，身体活動のメッツ表[4]を用いて，過負荷な活動が心不全の増悪要因となっている可能性を川上さんと娘と共有した。

　病棟看護師を中心に日常生活を振り返る中では，水分制限を意識的に実施していたが，果物を水分ととらえておらず，健康によいと考え，むしろ積極的に摂取していることがわかった。1日の水分制限は1,000 mLであったが，果物を水分換算すると，多い日には1日600 mL近く摂取していた。日々の水分過多と過負荷の活動が心不全を増悪させ，心拍出量を確保するために頻脈となり，動悸を感じていたことが考えられた。また，交感神経の働きが高まることや腹水貯留に伴い，食欲不振，便秘が症状として出現していたが，川上さんはそれらを心不全症状と結びつけることができておらず，代償機能として現れる身体症状の変化に気づくことができていないことが判明した。

　CNSは，川上さんが病気を理解し，病気と向き合い，変わりゆく体を受け入れるためにも，入院時からの身体症状の変化を，日々，医療者と一緒に確認していくことを川上さんや娘に提案した。そして，症状がどのような病状を示しているのか，説明を適宜行った。

　川上さんは，「食欲がなかったのは心不全のサインだったんだね」「具合が悪いときは脈が速かった」「草むしりの後は気分が悪くなった」と，体調を振り返ることができ，身体症状と心不全を結びつけて考えることができるように

---

memo

***運動耐容能，METs

　運動耐容能とは，体への運動負荷に耐えうる能力のことで，日常生活活動およびQOLの維持向上を図る上で有用な情報になると考えられている。

　METsとは，安静座位を1とし，各活動がその何倍になるかを示したものである。

なっていた。身体変化を振り返る中で,「1年前より息切れがあるし,歩けなくなっている」と,生活行動範囲が狭まっていることに直面し,「今までどおりにはいかないのかもしれないな」と,自身の身体変化に関する言動がみられたり,今後の生活を検討するようになった。

(7) 身体状況に適したセルフケアを検討する

CNSは,健康運動指導士,理学療法士,病棟看護師と生活支援項目の内容をあげて,川上さんと娘とともにセルフケアの検討を繰り返した。具体的には,図書館までの道のりはバスやタクシーの使用を,図書館の仕事内容は上下運動を伴わない,座ってできる受付や本の読み聞かせなどを検討すること,庭仕事では草むしりは他者に依頼し,水やりや,腰の高さでできる剪定に変更することを検討した。また,健康によいととらえていた果物と運動に関しては,果物に含まれる水分の成分表での計算,さらに,歩行やストレッチなどの自宅でできる方法を,連日,検討した。

その結果,図書館は休息日を入れて無理せず続けること,行きはタクシーを活用し,帰りは娘が迎えに行き,帰宅後は一緒に体重測定をすることを決めた。庭仕事に関しては,水やりは今までどおり行い,剪定は座って行うことに決め,草むしりは業者に依頼することにした。川上さんからは,「草むしりができないのは気になるけど,水やりができるのは嬉しい」との発言があり,果物に関しては,成分表を用いて,「果物の食べすぎは怖いね。ミカンは1日2個だね」と,具体的な発言が聞かれるようになった。川上さんは,病状変化がある中でも自分らしい生活に合わせたセルフケアを選択し,自身が希望する,自宅への退院となった。

本事例の振り返り

本事例では,2つの倫理的課題があったと考える。

1つ目は,医療者の価値と患者の価値の対立である。医療者は患者の利益を健康でいることと考えていたが,患者は生きがいを優先に考えていた。このことが,価値の対立を生じさせていたのではないか。本事例では,患者の価値や思いを尊重し,その人にとっての最善とは何かを問うプロセスを重ね,患者に

関わるすべての人が同じ方向性をもって検討することができ，その結果，倫理的課題の調整が可能になったと考える。

　2つ目は，健康教育を受ける機会が保障されていなかったことである。高齢者の1人暮らしというプロトタイプから，医療者に「1人暮らしをさせていいのか」という決めつけが生じ，病状悪化や突然死のリスクの高さから，「介護環境を整える」ことに焦点が当てられた。このため，セルフケアの評価や見直しが後回しになってしまったのではないか。本事例では，医療者が，患者の認知機能や身体機能を十分に評価し，病期を見極め，個別性の高いセルフケアを何度も検討した。加えて，患者の望む生き方に目を向けたことで，患者のもっている力を引き出すことができたのではないかと考える。

　医療者が倫理的課題に気づき，調整を検討したことで，川上さん自身も，自己の身体症状の変化と症状に向き合い，自分らしく生きること，病気と折り合いをつけ，自分に合った生活や環境を整えることができた。そしてその中で，家族や地域との関わり方，医療者との協力や連携について考えるきっかけになったのではないだろうか。

引用・参考文献
1) Jonsen, A. R., Siegler, M., Winslade, W. J. (2015)：Clinical Ethics：A Practical Approach to Ethical Decisions in Clinical Medicine, 8th ed., McGraw-Hill Education.
2) Jonsen, A. R., Siegler, M., Winslade, W. J. (赤林朗，蔵田伸雄，児玉聡監訳) (2006)：臨床倫理学―臨床医学における倫理的決定のための実践的なアプローチ，第5版，新興医学出版社.
3) 日本循環器学会 (2019)：不整脈非薬物治療ガイドライン (2018年改訂版).
〈https://www.j-circ.or.jp/cms/wp-content/uploads/2018/07/JCS2018_kurita_nogami.pdf〉
4) 中江悟司，田中茂穂，宮地元彦 (2012)：改訂版身体活動のメッツ (METs) 表，国立健康・栄養研究所.
〈https://www.nibiohn.go.jp/eiken/programs/2011mets.pdf〉
5) 日本看護協会：ケアリング.
〈https://www.nurse.or.jp/nursing/practice/rinri/text/basic/approach/index.html〉
6) 鶴若麻理，麻原きよみ (2013)：ナラティヴでみる看護倫理，南江堂.
7) 岡崎寿美子，小島恭子編集 (2002)：ケアの質を高める看護倫理―ジレンマを解決するために，増補版，医歯薬出版.
8) 日本医師会ホームページ：患者の権利に関するWMAリスボン宣言.
〈https://www.med.or.jp/doctor/international/wma/lisbon.html〉
9) 石垣靖子，清水哲郎編著 (2012)：身近な事例から倫理的問題を学ぶ　臨床倫理ベーシックレッスン，日本看護協会出版会.

未知の感染症対応において患者の希望するケアと重症化リスクとの間での葛藤

▌ 事例紹介

　田中さん，70歳代，女性。娘夫婦と3人暮らし。高血圧に対し，降圧剤を内服中。

　1週間前より37℃台の微熱があり，しばらくして咳嗽と咽頭痛が出現したため，近医を受診した。その際に実施されたSARS-CoV-2 PCR（polymerase chain reaction；ポリメラーゼ連鎖反応）検査で陽性となり，新型コロナウイルス感染症（COVID-19）*に対する治療目的で，感染症病棟に入院となった。CTでは両肺にすりガラス陰影があった。入院時は室内気で経皮的動脈血酸素飽和度（SpO$_2$）98%を保持できていたが，入院3日目に労作時のSpO$_2$低下

———— memo ————

*新型コロナウイルス感染症（COVID-19）[3]
　新型コロナウイルス（SARS-CoV-2）を病原体とする感染症。2019年に中華人民共和国の湖北省武漢市で集団発生が報告され，その後世界に拡大し，2020年3月に世界保健機関（WHO）はパンデミックを宣言した。
　感染者から咳・くしゃみ・会話などの際に排出されるウイルスを含んだ飛沫・エアロゾルの吸入が主要な感染経路であると考えられている。一部の患者は酸素投与が必要となり，急性呼吸窮迫症候群に移行して人工呼吸器による治療が必要となるケースもある。特定の疾患や状態が重症化に関連すると報告されている。

を認めたため，酸素カニューレで2L/分の酸素投与が開始された。当時は有効性が証明されている治療薬がなかった[1]。田中さんは動作の際に酸素カニューレや生体情報モニターのコードが絡まってしまうことがあったが，何とか1人でトイレまで歩行できており，病室内での日常生活動作（activities of daily living；ADL）はおおむね自立していた。

　入院4日目，田中さんの受け持ちをしていた看護師から，「田中さんがシャワーを浴びたいといっているが，どのように対応すればよいか」と，感染症看護専門看護師（以下，CNS）に相談があった。この病院でCOVID-19患者の受け入れを始めて間もない時期であり，看護師が患者のシャワー浴の介助をした経験はなかった。CNSは，田中さんの希望に応えることは大切だが，これまでに経験がないCOVID-19患者のシャワー介助を実施するかどうかについては，重症化や二次感染のリスクなど，さまざまなことを考慮し，慎重に判断する必要があると考えた。

▌倫理的課題があるとアセスメントした理由

　相談があったとき，CNSは感染症病棟看護師の一人として患者の対応を行っていた。COVID-19患者は呼吸状態が不安定になることもあったことから，看護師がシャワーを積極的に促すことは少なかった。当時，看護師たちは，患者との接触は二次感染のリスクを高めるという考えに基づき，長時間患者と接触するケアは必要最小限にすべきだという共通認識をもっていた。

　このような状況から，受け持ち看護師がさまざまな思いを抱えていると考えられたが，CNSとしては，まずは，受け持ち看護師が課題だと感じていることを整理するため，立ち止まって話を聴いた。

　田中さんは個室に隔離され，1日のほとんどをベッドで過ごすという不自由な生活を送っていた。田中さんは外に出かけることが好きで，整容にも気を使っていたが，入院前に熱が出てからは体調の悪化を心配し，一度もシャワーを浴びていなかった。「私，よくなるのかしら。いつになったらここを出られるのかしら」と訴えることも多いとのことであった。

　受け持ち看護師は，そのような状況の田中さんを不憫に思い，希望すること

があればできるだけそれに応えたいと思っていたが，重症化させてはならない
と考え，慎重になるあまり，患者が希望するケアを提供できないことにジレン
マを感じ，看護師として田中さんにどう対応すべきか，ということに苦慮して
いた。その様子は，CNSの目に，未知の感染症への対応という不確かな状況
の渦中にありながら，「最低限のケア」ではなく「最善のケア」を模索してい
るようにみえた。そして，受け持ち看護師が患者にとって最善のケアを提供す
る善行の原則と，患者に危害を与えない（重症化させない）無危害の原則との
間で葛藤しているのではないかと考えた。

CNS が行った倫理調整

(1) 受け持ち看護師から患者の状況の詳細を聞き取る

受け持ち看護師の思いを聞くことはできたが，当時，COVID-19の病態や
治療，感染予防法については明らかになっていないことが多く，田中さんにシャ
ワーを浴びてもらうかどうかは，注意深く検討する必要があった。CNSは，
受け持ち看護師にもそのことを十分に理解してもらうため，さらに詳しく田中
さんの状況を話してもらった。

田中さんは入院3日目と同様に酸素カニューレで2L/分の酸素投与をされ
ていた。呼吸困難感などの自覚症状がないため，酸素カニューレを自ら外して
しまい，SpO_2が90%を下回っていてもそれに気づかず，看護師が訪室して
カニューレを付け直すこともあった。田中さんの病室はシャワー付きの個室で
あった。歩行や洗面などの動作はゆっくりではあるが自立していることから，
看護師が個人防護具(personal protective equipment；PPE)を適切に使用し，
酸素カニューレが外れないように注意しながら見守りを行えば，感染予防の面
からは比較的安全にシャワー浴を実施することが可能だと考えられた。しかし，
田中さんは高齢であることから重症化のリスクが高く[2]，さらに，労作時の
SpO_2低下があり，呼吸状態の改善がみられていなかったことから，シャワー
を浴びることによる体への負荷が契機となり，呼吸状態の破綻を招く可能性が
あることも予測された。

CNSは，受け持ち看護師の思いを受け止めつつも，まずは田中さんにとっ

てリスクの少ないケアを検討することが最優先だと考えた。受け持ち看護師に，できるだけ田中さんの希望に沿ったケアを提供したいと考えていることを伝えた上で，シャワー浴は田中さんの体への負担が大きく，呼吸状態の悪化が心配であることを付け加えた。

　慣れない新興感染症対応において，これまで当たり前に行っていたケアができないという場面はこれが初めてではなかった。他の看護師たちも不全感をもっていると訴えたこともあり，CNS自身もジレンマを感じていたことから，他のスタッフも巻き込んで，田中さんのシャワー浴を実施すべきか，話し合うことが必要だと考えた。

(2) 患者へのケアについて関係者間で話し合う場を設定する

　翌日，感染症病棟看護師と医師が集まったタイミングで，田中さんのケアについて話し合う場を設定した。そこで受け持ち看護師より，田中さんがシャワー浴を希望していることが共有された。

　患者が希望するのであれば，この機会にこれまで実施できなかったケアに挑戦したいという声もあった。しかし，ある看護師は，以前に受け持った患者の状態が急変し，気管挿管が必要になった経験から，急激に呼吸状態が悪化することのあるCOVID-19の病態の怖さを語った。田中さんは何かの動作をしているときに酸素カニューレを自分で外してしまうことが多く，仮にシャワーの労作によって呼吸状態が悪化した場合，田中さんが苦しい思いをすることになるのではないかと懸念した。

　さらに医師からは，今は酸素療法によりSpO_2を維持できているが，田中さんは高齢であることから重症化のリスク因子[1,2]を抱えており，今後，呼吸状態が悪化して気管挿管などの処置が必要になる可能性があること，また，高血圧などの基礎疾患がある患者は致死率が高いと報告されていたため，注意深く経過をみた方がよいことが改めて伝えられた。

　意見を出し合った結果，今は呼吸状態を安定させることを最優先し，田中さんに十分な説明を行った上で，シャワーなどの労作を控えてもらうという方針にまとまった。CNSとしては，田中さんの希望に沿ったケアを提供したいと訴えた受け持ち看護師の思いは大切にしたいと思ったが，話し合いに参加した看護師たちが，田中さんは重症化のリスクがあるということにもしっかりと目

を向け，今の状況をとらえ直した上での判断ができたと考え，ケアの選択についてはチームの決定を支持した。さらに，状態の変化に早期に気づき対応できるよう，気管挿管などの処置を考慮すべきバイタルサインや症状の目安をチームで確認した。

受け持ち看護師が，シャワーは体への負担が大きいこと，今は安静にする必要があることを説明すると，田中さんは，「仕方ないわね」と返答したが，しばらくするとまた，シャワーを浴びてよいかどうか他の看護師にたずねた。受け持ち看護師は，田中さんの訴えを聞きつつも，労作を控えることの必要性を繰り返し説明した。

医療チームでの話し合いによって「重症化を回避する」という目標が共有され，看護師はこれまで以上に田中さんの呼吸状態に注意を払い，一つ一つのケアを慎重に選択するようになった。

しかし，田中さんの希望に沿ったケアをすることについての話し合いはされなくなってしまった。看護師間では「シャワーは禁止」という申し送りがされていた。田中さんの呼吸状態のさらなる悪化はみられなかったが，これからもCOVID-19患者に対するケアは最小限にしなければならないという暗黙のルールのようなものがあり，患者が希望していることについて，看護師が積極的に言葉にしたり，チームで一緒に考えたりすることを思いとどまらせているように感じられた。田中さんも，次第に看護師に対して希望をいわなくなり，シャワーを浴びることについては諦めてしまった様子であった。

(3) 今の状況でできることを看護師たちが考えるきっかけをつくる

CNS は，受け持ち看護師が田中さんにシャワーを浴びたいといわれたときの思いに立ち返り，今の状況でできることを考えていくためのきっかけが必要だと考えた。そこで，田中さんの体への負担を考慮しながら実施できるケアはないか一緒に考えてほしいと，看護師たちに声をかけた。

ある看護師からは，安静が必要な患者に対してベッド上でも実施できる洗髪はどうかという案が出た。洗髪も，シャワー浴の介助と同様に，COVID-19患者に実施した経験がなかったため，CNS も一緒に手順の確認を行い，安全なケアの保障ができるようにした。どうすれば安楽な体勢を保持できるか，吸水パッドやビニール袋などを使用して，どうすれば水の飛散を最小限にできる

関連する患者情報	感染症病棟看護師の思考と行動

関連する患者情報

・COVID-19 罹患のため個室に隔離
・酸素 2 L/分カニューレ開始
・「シャワーを浴びたい」と希望するが，看護師の介助が必要

・年齢・既往などから，重症化する可能性が通常より高い
・労作時に SpO$_2$ 低下

・呼吸状態の悪化はない
・希望するケアを受けられていない

感染症病棟看護師の思考と行動

できるだけ田中さんの希望に沿ったケアを行うべきだが，重症化させてはならないので，積極的にケアをすべきでないと考え，ケアの選択に苦慮する。

CNS のねらいとアプローチ

受け持ち看護師の思いを受け止めるため傾聴

田中さんにとって最善のケアを提供するため，他の看護師や医師ら医療チームで田中さんの状況と各自の考えを共有する場を設定

できるだけ田中さんの希望に沿ったケアを行うべきだが，重症化を回避することが最優先であるため，ケアを控えて注意深く状態を観察することを選択する。

今の状況でできることを考える必要があることに気づいてもらうため，看護師たちが田中さんのケアについて再考するきっかけを提供

できるだけ田中さんの希望に沿ったケアを行うべきであり，重症化を回避しながらできる方法はないか考える。

ケアの安全性を保障するため，感染症病棟看護師皆で手順を確認

図　本事例における倫理的実践のための調整ポイント

か，そして，どうすればシャワーで洗ったときのような爽快感を得てもらえるか，思考を巡らせ，入念なシミュレーションを行った。また，ある看護師は，「COVID-19 の患者さんに使える器具は限られているし，洗髪も駄目なのかと思っていたけれど，できるのね」と話し，新聞紙とバスタオルを使ったケリーパッドの作り方を教えてくれた。それは，新興感染症対応においてさまざまな制限がある中でも，何ができるか考え，ケアの方法を工夫することで，患者の希望に近づけることを再確認できた瞬間であった（図）。

　それ以降，看護師たちは，田中さんの後に入院してきた COVID-19 患者にも「洗髪をしましょうか」という提案ができるようになった。

　結局，田中さんはベッド上での洗髪は希望しなかったが，看護師たちは，田

表　田中さんの経過と看護師たちの対応

	田中さんの経過	受け持ち看護師および感染症病棟看護師の葛藤と対応
入院7日前	37℃台の微熱あり。体調の悪化を心配し，シャワーは控えていた。	
入院3日前	咳嗽と咽頭痛が出現したため，近医を受診した。	
入院	・SARS-CoV-2 PCR検査で陽性となり，COVID-19と診断された。CTでは両肺にすりガラス陰影あり，室内気でSpO$_2$ 98%。 ・病室内でのADLはおおむね自立していた。	（対応開始）
入院3日目	労作時にSpO$_2$低下がみられるようになったため，酸素カニューレで2L/分の酸素投与が開始された。呼吸困難感などの自覚症状はなかった。	酸素カニューレで2L/分の酸素投与を開始し，呼吸状態を注意深く観察した。
入院4日目	・「シャワーを浴びたい」との訴えが聞かれた。 ・SpO$_2$が低下しても自覚症状がなく，酸素カニューレを自分で外してしまうことがあった。	受け持ち看護師は，重症化に慎重になることで田中さんが希望するケアを提供できないことにジレンマを感じ，どのように対応すべきかCNSに相談した。
…	・時々，「シャワーを浴びたい」と訴えることはあったが，看護師の声掛けによってトイレ・洗面時以外の安静保持ができていた。 ・酸素カニューレで2L/分の酸素投与継続。労作時のSpO$_2$低下は変わらずみられた。	・田中さんの希望には応えたいが，労作により呼吸状態が悪化する可能性があるため，シャワーを控えてもらうことをチームで選択した。田中さんには安静の必要性を繰り返し説明した。 ・田中さんの呼吸状態のさらなる悪化はなかったが，経験やエビデンスの少なさから，重症化の回避により慎重にならざるをえず，田中さんの希望するケアについて話すのを思いとどまった。 ・CNSの提案により，田中さんの体への負担を考慮しながらも安全にできるケアの方法を考えた。田中さんにはシャワーの代わりに洗髪を提案した。
入院14日目	病室内を歩行してもSpO$_2$の低下がなく，看護師の見守りのもと，シャワー浴が実施された。	田中さんの呼吸状態は改善していると判断し，シャワー浴の見守りを行った。
入院15日目	酸素投与終了。	⋮
入院16日目	隔離解除基準を満たしたため自宅退院。	

中さんにどのようなケアができるか，積極的に意見交換をするようになった。

　入院 14 日目，病室内を歩行しても SpO_2 が低下しなくなった。看護師は病状改善のサインにいち早く気づき，そのタイミングで，田中さんに看護師の見守りのもと，シャワーを浴びてもらうことを提案した。久しぶりにシャワーを浴びた田中さんは，「さっぱりしたわ。ありがとう」と喜んでいた。

　その後，田中さんの症状はさらに改善し，検査の結果より隔離解除基準を満たしたため，自宅退院となった（表）。

本事例の振り返り

　本事例に対応した COVID-19 流行初期は，看護師は慣れない感染症対応をしながら，患者一人一人に寄り添った看護を提供するという課題と同時に，患者の重症化を防ぐという課題を突きつけられた。病態や有効な治療・感染予防に関するエビデンスはこのときはまだきわめて少なく，リスクをとれない（患者の希望に沿えない）こともしばしば経験した。そして，「患者の希望に応えること」と「患者の重症化を回避すること」のバランスがとれなくなってしまったとき，看護師は十分なケアを提供できないという不全感を抱いていた。

　CNS は，田中さんのケアの検討を通して，受け持ち看護師をはじめ，感染症病棟看護師たちが抱えていた葛藤に寄り添いながら，田中さんの状況を整理し，看護師が患者の希望と重症化リスクのバランスを慎重に吟味した上で，最も優先すべきことに注意を向けられるように働きかけた。

　チームで導き出した「今はシャワーをやめておく，注意深く見守る」という選択は，患者の希望に沿ったケアをするという看護師の価値観や信念に相反するものでもあり，そこには患者にとって最善のケアを提供できないという倫理的課題があった。CNS は，不確かなことが多い状況で，新たなケアの提案ができずにいた看護師の思いを汲み取り，どうすれば重症化を回避しつつ，患者の希望するケアができるかについて考える機会を提供することで，チームで課題解決に向けて一歩を踏み出すきっかけをつくった。看護師たちが田中さんの呼吸状態により注意を払い，慎重にケアの選択を行いながらも，最善のケアを実施するという目標を再確認できたことで，患者の希望するケアの代替案につ

いて積極的に検討するという動きが生まれ，さらに，田中さんの病状を悪化させることなく，適切なタイミングでシャワー浴を実施することができたといえる。

　新興感染症対応において情報や資源が限られている状況は，ケアの選択肢を狭め，看護師の倫理的葛藤を生むことがある。本事例のように，患者にとって最善のケアを提供することが困難な状況でも，そこにある倫理的課題に向き合い，常に患者にとっての最善を目指す姿勢をもつこと，そして，できる方法をチームで考えていくことが重要である。

引用・参考文献

1) 日本環境感染学会（2020）：医療機関における新型コロナウイルス感染症への対応ガイド，第2版改訂版（ver.2.1），p.3-5.
2) 加藤康幸，西條政幸，徳田浩一，倭正也，馳亮太，忽那賢志，氏家無限，足立拓也（2020）：新型コロナウイルス感染症（COVID-19）診療の手引き，第1版，p.5-6.
3) 足立拓也，鮎沢衛，氏家無限，大曲貴夫，織田順，加藤康幸，神谷元，川名明彦，忽那賢志，小谷透，鈴木忠樹，徳田浩一，橋本修，馳亮太，早川智，藤田次郎，藤野裕士，迎寛，森村尚登，倭正也，横山彰仁，市村康典，斎藤浩輝，船木孝則，勝田友博，菅秀，津川毅（2021）：新型コロナウイルス感染症（COVID-19）診療の手引き，第6.1版，p.5-14.

HIV 感染を隠したい患者の思いと
家族への告知
——医療者に必要な配慮とは

事例紹介

　山田弘さん，39歳，男性。妻と小学生の娘との3人暮らし。母親と実弟が隣の家に住んでいる。会社員で，営業の仕事をしている。

　半年ほど前から口内炎が出現し，次第に増悪，体重も 10 kg ほど減少した。近医を受診し，HIV スクリーニング検査*が陽性であったため，大学病院での精密検査をすすめられ，当院を受診した。

　当院初診時は1人で来院し，HIV 確認検査**を実施する。1週間後，検査結果を聞きに妻とともに来院したため，本人の同意を得て，妻同席のもと，HIV 陽性，AIDS の発症***と告知を受け，抗 HIV 薬の内服治療が開始されることになった。

——— *memo* ———

*スクリーニング検査
　最初に行う簡易検査で，感度が高いため陽性と出る確率が高い。**酵素抗体法**（enzyme-linked immunosorbent assay；ELISA 法），**ゼラチン粒子凝集法**（particle agglutination；PA 法）などがある。

**確認検査
　スクリーニング検査で陽性と判断された場合に二次検査を実施する抗体確認検査であるウェスタンブロット法（western blotting；WB 法）や，ウイルス分離などの抗原検査がある。

　告知時は，夫婦ともに落ち着いた様子で医師の話を聞いていたと，医師および告知に同席していた薬剤師より感染症看護専門看護師（以下，CNS）へ報告があった。山田さんとは告知から1週間後の受診の後に，今後の相談窓口ということでCNSが面接することになっていた。

　面接当日，山田さんは母親とともに訪れた。CNSが現在の内服状況，食欲，体調，仕事のことをたずねると，「食事は母親がつくってくれている」「内服もできている」「仕事も以前のようにこなせている」ということだった。しかし，突然，「妻が子どもを連れ，家を出てしまった」「友人にも私がHIV（感染症）だと触れ回っているようだ」と，落ち込んだ様子で話し始めた。同席している母親は，「よくある病気なのか」「私たちもどうしてよいのかわからない」「（妻にHIV感染のことを）話す必要があったのか」と取り乱していた。

— memo —

***HIV/AIDS の特徴

　HIV（human immunodeficiency virus；ヒト免疫不全ウイルス）感染症は，同性または異性との性的接触や注射器の回し打ちなどで感染し，数週間して発熱などインフルエンザ様の症状が出現，抗HIV抗体が陽性化する。その後，数年〜数十年，無症候期が続いた後に，発熱・体重減少・下痢・リンパ節腫脹などの症状が出現し，AIDS（acquired immunodeficiency syndrome；後天性免疫不全症候群）といわれる日和見感染症（ニューモシスチス肺炎，サイトメガロウイルス感染症，カンジダ症，肺結核など）や悪性腫瘍（カポジ肉腫，悪性リンパ腫），HIV脳症などを発症する。

　日本では，2021年末までの累計で，HIV感染者23,231名，AIDS患者10,306名で，合計33,537名と報告され，新規報告数は，近年では減少傾向にある。男性同性間性的接触による患者が多いのも日本の特徴である[2]。

　治療は，CD4陽性T細胞数により，抗HIV薬の投与が開始され，一生涯内服を継続する。今までは，多剤併用療法が用いられてきたが，2013年から1日1回1錠の処方が可能となった。1998年に，HIV感染症は「免疫機能障害」として身体障害者手帳申請の対象疾患となったため，患者の自己負担額は0〜2万円程度（前年度の収入による）となった。そのため，多くの患者が学業や仕事を続けながら，療養することができる。

倫理的課題があるとアセスメントした理由

　CNS は，医師や薬剤師から，「山田さんと妻に病名告知をしたが，2人で気丈に話を聞いていた」と報告を受けていたので，今後は夫婦で病気に立ち向かっていくものと思っていた。しかし，面接では，「妻が子どもを連れて家を出て，まわりの人にまで（山田さんの）病気のことを触れ回っているようだ。なぜ妻にも病名を告げてしまったのか」と，妻への告知を承諾していた山田さんからの訴えと，母親とともに落ち込む様子があった。面接前に予測していた状況と異なるため，何が起こっているのかを知らなければならないと考えた。また，このままでは診療を継続できるような信頼関係も構築できないのではないかと考え，チームで今の状況を受け止め，今後の対応を検討することとした。

　HIV に対しては，依然として社会からの偏見が強い。日本で AIDS を発症する多くの患者は，男性と性的接触をする男性（men who have sex with men；MSM）であり，彼らは自分は HIV に感染しているかもしれないと考えていることも多い。しかし，妻はこれまで MSM との縁がなく，知識や理解がないため，気丈に話を聞いていたように医療従事者側にはみえていても，受け入れられていなかった状態だったのかもしれないと考えた。

　病名や治療に関することは個人情報として保護されなければならない。しかし，感染症の場合，感染対策として一般化している全患者を対象とした標準予防策であっても，感染経路によっては伝播するおそれがある。そのため，病状や病態に合わせ，感染拡大を防ぐための対策として，必要最小限の範囲で患者と関わりのある対象者へ病名を告知する必要がある（図1）。

　こうしたことから，CNS は，本人と家族の病気に対する理解の不足と，病名告知時の医療者の配慮について，意見交換が必要と判断した。

CNS が行った倫理調整

　CNS は，山田さんが不安なく治療を継続できる体制を整える必要があると考えた。そのためには，「病名に関する個人情報の保護」と「感染症であり，接触した対象者には説明が必要」という相反する倫理的な課題が，医師との信

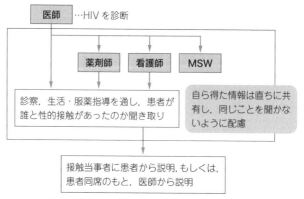

図1 感染防止のための関係者への連絡フォロー体制

頼関係構築に影響を及ぼしかねない現状を調整するための面接を行った。

　山田さんと母親は，妻がまわりの人たちに話しているのではないかという疑心暗鬼に陥っている状況だった。山田さんは，周囲の人々に知られたくないという思いを抱いていたので，病名は個人情報であり，HIV 感染者であることを公表する必要はないこと，職場への診断書には症状だけを記載し，病名を伏せることができるので保護されることを伝えた。また，HIV についての知識が全くない母親には，日本でも増加している感染症であること，海外では女性の罹患者も多いことなどを伝えて，理解を求めた。

　しかし，母親は，なぜ妻に病気のことを話してしまったのかと憤慨していたため，山田さんと妻への病名告知は，山田さんの了解を得て行ったこと，病名告知とともに HIV が性的接触のある妻に感染している可能性があるため，検査が必要であると医師から説明されたことを伝えた。

　さらに，現在の病状に対する正しい理解を得るために，薬でコントロール可能な病気であるが，定期的な内服が重要であること，現在は免疫機能が低下している状態であり，感染性胃腸炎などにかからないよう，生ものは控えた方がよいこと，バランスよく栄養を摂り，体力をつけることが最も大切であると説明した。また，免疫機能が正常になれば，刺身などの生ものも食べられるということも付け加えた。

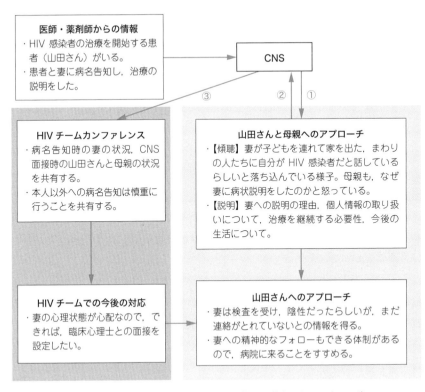

〈話し合いのプロセス〉　　　〈倫理調整をめぐるアプローチ〉

図2　CNS の倫理調整をめぐるアプローチと話し合いのプロセス

　山田さんと母親は，「病気について理解することはできた。納得するまでに
は時間がかかりそうだ。気持ちは少し落ち着いたが，現在の状況は整理できて
いない」と話した。次回の面接では，可能であれば妻にも会いたいと伝え，
CNS による初回面接を終了した。

　1 か月後の面接には，山田さんが 1 人で来院した。「風の便りに，妻と子ど
もが検査を受けて陰性だったと聞いた」「親戚にも助けてもらっているので，
（妻が HIV 感染のことを親戚に）話してくれてよかったと今は思っている」と，
落ち着いた様子で話したが，妻と直接連絡がとれない状況は続いていた。

　HIV 感染者に対し，当院では，医師・看護師・薬剤師・医療ソーシャルワー
カー（MSW）・臨床心理士のチームで対応をしている。CNS による初回面接

の当日，MSW から社会保障制度の手続きについて話を聞いていたため，治療費についての心配はなかった。しかし，妻との関係が改善されたわけではなく，周囲の人々への知識の伝達や関係性の構築などの課題が残っているため，今後も精神的なフォローが必要であると考えられた。そのため，山田さんと家族への精神的な支援として，臨床心理士が対応できる体制を整えていることを説明した（図2）。

本事例の振り返り

　山田さん本人は，月1回，欠かすことなく受診している。食事など身のまわりの世話は母親がしていて，仕事も以前と変わらない。月1回，子どもとは会うことができているという。

　一方で，妻との関係においては進展がない。HIV 感染症は，生涯継続した治療を必要とし，偏見や差別が根強いが，妻には病名を告知し，検査を受けられるように対応する必要があった。HIV 感染症の病名告知は，本人にとっても，家族にとっても精神的負担が大きい。そのため，病名告知は，信頼関係とフォローできる体制を築いた上で実施しなければならないことを再認識させられた。

　本事例では，山田さんの同意のもとで，病名告知に際して妻にも同席してもらった。妻は，傍目^{はため}には落ち着いて説明を受けていたようにみえても，計り知れないショックを受けていたものと考えられる。医師の診察時間は限られているものの，本人の承諾を得るだけではなく，山田さんからは妻や家族にどのような話をしているのかを確認し，妻への告知でどのような変化が考えられるのか，よく話し合った上で実施するべきだったことを痛感し，チームで共有することができた。

　また，本人との信頼関係は何とか築くことができたものの，妻と信頼関係を築くことができず，CNS が精神的な支えとなれていないため，パートナーである妻は患者に寄り添うことができていない。現在は母親がその役目を果たし，治療が続けられているが，医療従事者が目指した状況とは異なるものとなってしまった。患者ばかりでなく，家族の精神的な支えの必要性を多職種間で認識できた事例となった。

引用・参考文献

1) 山本泰之 (2009)：HIV 感染症 /AIDS. 医療情報科学研究所編，病気がみえる Vol. 6，免疫・膠原病・感染症，メディックメディア，p.258-267.
2) 令和 3 年エイズ発生動向年報.
〈https://api-net.jfap.or.jp/status/japan/nenpo.html〉

新興感染症罹患で患者・家族が直面した
スティグマ

事例紹介

　加藤義男さん，80歳，男性。パーキンソン病。薬物コントロールをしているが，朝は動きが緩慢であり，時折，食事をむせることがあった。

　73歳の妻・靖子さんと2人，長女・明子さん家族との2世帯住宅で生活していた。靖子さんは2年前から物忘れがあり，軽度認知症の診断を受けていた。

　義男さんは身のまわりのことは自分でできていたが，食事は明子さん家族と一緒にとり，服薬確認は明子さんが行っていた。

　明子さん夫婦が新型コロナウイルス感染症（COVID-19）に罹患したことから，明子さんは両親が感染しないよう，2世帯間を行き来しないようにしていた。孫は濃厚接触者に該当し，いつ発症するかわからない状態であったため，義男さん夫婦とは最小限の接触となるようにしていた。食事は孫が運んで机の上に置き，内服薬は朝食時に食事と一緒に1日分を置いて靖子さんに声をかけ，2人と接触しないように心がけていた。

　明子さん夫婦が感染して3日目ごろから，義男さんの食事量が少しずつ減っていた。明子さんが電話で様子を確認すると，義男さんは「変わりない」と話していたが，靖子さんは義男さんが尿失禁していることを心配していた。

　5日目に明子さんが電話をすると，義男さんが電話に出なかったため，心配になった。明子さん家族が様子をみに行くことで両親を感染させてしまうことを避けるため，別所帯の次女・和子さんに直接様子をみに行ってくれるよう頼

んだ。和子さんが訪ねて行くと，義男さんは体温が39.0℃あり，ベッドから動けなくなっており，食事もとれていなかった。和子さんは保健所に相談し，病院を受診するため，救急車を手配した。

救急搬送された病院でPCR検査を受けたところ陽性で，COVID-19に感染していた。また，発熱，倦怠感から，食事摂取や飲水ができず，脱水になっていた。さらに，孫が1日分の内服薬を食事と一緒に運んでいたものの，内服できていなかったことがわかった。靖子さんが薬を片づけてしまっていたため，内服できていないことに気づくことができなかったのである。COVID-19に感染した上に服薬ができていなかったため，パーキンソン病のコントロールができず体動困難となり，誤嚥性肺炎も併発していた。

義男さんは感染症病棟に隔離入院したが，救急搬送されたときから高濃度酸素を投与しても経皮的動脈血酸素飽和度（SpO_2）が80％と低値で，意識レベルも混濁しており，生命の危機的状況にあった。CT検査で両側肺野に肺炎所見が著明であったため，すぐにCOVID-19肺炎に対し抗ウイルス薬，ステロイドの点滴投与を開始したが*，高濃度酸素を投与してもSpO_2が70％台に低下し，呼吸状態が増悪していた。

医師から和子さんに，呼吸状態が改善しない場合は人工呼吸管理を行うかどうか意思決定をする必要があると，電話で説明した。和子さんは，義男さんに苦痛を与える処置はしてほしくないとの意向を示したものの，普段，義男さんの介護をしているのは明子さんであることから，自分だけで今すぐに決定することはできない，姉と相談してから回答したいと話した。

───── *memo* ─────

* COVID-19 の治療

流行当初は，完全に「未知なるウイルス」であり，器質化肺炎などの対症療法を行っていたが，徐々に治療法や予防としてのワクチンが開発されるようになった。しかし，ウイルスの変異により症状も変化するため，治療法は確立していない。また，日々の報道により，症状の変化や新薬の開発については伝えられているが，実際の医療の現場の状況については，なかなか一般的には知られれていない。

　和子さんが明子さんに相談したところ，人工呼吸管理を希望したため，医師は明子さんに電話で連絡し，気管挿管して人工呼吸管理を行うことは可能であるが，義男さんの年齢や現病から侵襲が高い処置となること，病状から肺炎が改善しても抜管することが難しくなる可能性が高いことを説明した。しかし，明子さんは「助けてください」と繰り返し，病状が増悪した場合は人工呼吸管理をしてほしいと希望した。

　義男さんは高濃度酸素投与下でも酸素化が不十分で，苦しそうな表情をしており，痰が貯留していた。1時間ごとの吸引でも改善せず，せん妄状態になっていた。看護師は，人工呼吸管理を行うことは侵襲を伴うだけで，義男さんにさらなる苦痛を与えることになってしまうのではないか，本当に義男さんのためになるのかと疑問に感じていた。

倫理的課題があるとアセスメントした理由

　義男さんは，入院時から生命の危機的状況にあり，すぐにさらなる治療の選択を迫られていた。自分で意思決定ができる状態ではなく，家族による意思決定が必要な状況であった。

　自宅で体動困難となっていたのを発見し，救急要請したのは和子さんであり，普段，生活をともにしている明子さんは，その様子をみていない。また，COVID-19による隔離入院のため，家族の誰もが，入院して以降の義男さんの状況をみることができず，医師からの説明のみがそれを知る手がかりとなっていた。

　そのような中で，家族は義男さんの治療に関する意思決定を迫られていた。最初に医師から説明を受けた和子さんは，義男さんに苦痛を与える処置は行いたくないと話したが，自身で決定をすることはできなかった。

　義男さんの担当医や看護師たちは，COVID-19肺炎により病状が増悪し，亡くなる患者をみてきた。しかし一方で，抗ウイルス薬，ステロイドによる治療や，人工呼吸管理により改善を認め，回復困難だと思われていた患者が改善し，リハビリテーションを行いながら退院できたケースも経験していた。そのため，治療の経験を重ねてきた医師や看護師は，現在の義男さんの状況から，

医学的に回復は困難であるのか，治療効果を期待できるのか，判断に迷っていた。

　慢性疾患看護専門看護師（以下，CNS）は，義男さんの病状の見通しについてや，どのように説明すれば家族に現状が伝わるかについて，担当医から相談を受けた。これまでの経験から，COVID-19 患者の経過が予測不可能であることを知っていたため，医師や看護師が治療方針に迷うことが理解できた。

　一方で，家族は COVID-19 の病状変化や治療について「理解した上で迷っている」わけではない。COVID-19 について「未知なるウイルス」として連日報道され，病状がどのように変化するのか，どのような治療法があるのかについては十分に把握できていない中で，突然，生命の危機を知らされ，治療の選択を迫られた家族は，冷静に考えることが難しい状況であると CNS は感じた。さらに，明子さんが，COVID-19 に罹患しないようにと注意をしていたにもかかわらず義男さんを罹患させてしまったという思いを抱いていることも，治療の選択を迷わせる要因になるのではないかと CNS は考えた。

　そのため，医療者と家族，それぞれが現在の状況を冷静にとらえ，抱いている思いを理解し合うことが必要であるのではないかと考えた。

CNS が行った倫理調整

(1) 医療者間で，病状や治療の見通しについて話し合う

　CNS が声をかけ，COVID-19 の中等症病棟と重症病棟，それぞれの医師と病棟看護師とで，義男さんの現在の病状，治療効果の見通しについてカンファレンスを行った。

　CT により両肺野の肺炎像が強く，器質化が進んでおり，高濃度酸素が必要な状態であることから，「重症」であると判断された。さらに，パーキンソン病の治療薬を内服できていなかったことから，呼吸筋の運動機能や咳嗽反射が低下しており，呼吸状態の悪化が予測された。抗ウイルス薬，ステロイドによる状態の改善を期待しているが治療効果が出るまでには時間を要すること，人工呼吸管理となった場合は挿管される期間が長期化することが予測でき，さらに，抜管できる可能性が低いことが話し合われた。

（2）家族の思いを知る

①次女・和子さんの思い

和子さんは，1～2か月に1回程度，義男さん宅を訪問していたが，両親の介護は長女・明子さんに任せていた。明子さん夫婦がCOVID-19に罹患したとの連絡を受け，心配していたが，両親が濃厚接触者に該当するため，自分も感染してはいけないという思いから，電話連絡をしていたものの，訪問はできなかった。電話には妻・靖子さんが出ており，義男さんと直接話をすることはなかった。明子さんから連絡を受けて両親宅を訪問すると，義男さんは39.0℃の発熱があり，顔色が悪く，ベッドで体動困難となっていたため，あわてて救急要請を行った。

和子さんは，「『コロナ』がうつってはいけない」と，自身が感染しないよう，両親の介護が困難になっていることをわかっていながら様子をみに行かなかった自分に責任を感じていた。

②長女・明子さんの思い

明子さんの夫が発熱し，PCR検査で陽性となったことから，明子さんもPCR検査を受けたところ，陽性であった。明子さん自身は無症状であり軽症であったが，両親が高齢であること，義男さんがパーキンソン病であることから，COVID-19に罹患すると重症化リスクがあるため，うつさないようにと両親と会わないようにしていた。

明子さんは，義男さんが救急搬送され重症化していること，生命の危機的状態であることを知り，自分が感染症をうつしてしまったと責任を感じていた。明子さんは感染症への偏見から，「コロナ患者」というスティグマを受けるのではないかという思いをもっていた。そのため，COVID-19に罹患したことを近所に悟られないよう，和子さんにも訪問することを避けてもらっていた。

「私のせいで父をこんな目に遭わせてしまった」と自身を責めており，「助けてください」と訴えた。

（3）医療者の思いを知る

①担当医の思い

担当医は，義男さんの病状から，治療効果を得ることは難しく，人工呼吸管理が効果的であるとは考えられなかった。COVID-19だからということでは

なく，呼吸不全の状況から現病などを考えて判断したことだった。しかし，家族への説明のときに，「COVID-19 だからあきらめるのか」と家族からいわれていると感じ，「そうではない」ということが伝わっていないと感じていた。義男さんは COVID-19 に感染してからまだ日が浅く，今亡くなってしまったら家族と会うことなく最期を迎えることになるため，せめて明子さんの隔離解除まで 1 日でも長く過ごせるようにしたいと思っていた。

　② 看護師の思い

　看護師は，救急搬送され入院したときから義男さんの呼吸状態が悪く，このような状態になるまで家族はなぜ気がつかなかったのかと思った。しかし，キーパーソンである明子さんに電話連絡し，入院までの状況を確認すると，その時点では義男さんの介護を認知症のある妻が担っており，状況が把握できていなかったことがわかった。明子さんは，COVID-19 に感染するまでは，両親を尊重しながら介護しており，だからこそ，両親に感染させないよう，接触しないことで両親を守ろうとしていたことがうかがわれた。

　明子さん自身が COVID-19 に感染し，自身の病状がどうなるのかという不安が強く，近所に噂されるのではないか，会社でどのようにいわれているのかなど，スティグマを付与されるのではないかと不安を感じていることもわかった。

　また，明子さんは看護師に，「父はどのような治療を受けているのですか。父のところにはどのくらい行ってもらえているのでしょうか」と繰り返し質問した。「人工呼吸管理はあまりすすめられない」と医師からいわれたことで，明子さんは，義男さんが個室隔離され，医療者も必要最低限しか訪室せず，治療をしてもらえないのではないかと思っているのかもしれない──明子さんに説明をする中で，看護師には，そのように感じられた。

　また，「自分が父を感染させてしまった」という思いから，明子さんは「助けてください」と訴えているのだろうと看護師は思っていた。しかし，明子さんと話しているうちに，それだけではなく，COVID-19 への偏見から，義男さんが適切な医療を受けられないものと思い込んでいるのではないか，COVID-19 以外の疾患ならば人工呼吸管理は当然受けるべき治療なのだからと考えて希望しているのかもしれないと感じた。

　そして看護師は，自分たちのケアを信じてもらえていないと感じ，悲しい気持ちになった。

(4) 現在の状況で必要なこと，できることを考える

　CNS は，家族と電話で話をした医師，看護師と，家族の思いについてディスカッションした。

　明子さんは，自身が COVID-19 に罹患し，隔離や保健所からの体調確認をされていることから，「大変なことになってしまった」という意識をもち，義男さんにも同じように大変な思いをさせているとの不安が強いのではないかと考えられた。連日，感染者数が報じられ，感染予防行動をとることを求められ，さまざまな情報が溢れる中で，COVID-19 に感染することに非常にネガティブな印象をもってしまっているようだった。また，感染対策のために医療者が防護服を着用し，厳重な管理をされている様子などが報道されているのに接して，普通の入院生活ではないと認識し，それが不安を増強させている可能性があった。

　突然に生命の危機を突きつけられた状態で治療の選択をすることは，COVID-19 でなくても，家族にとっては非常に大きなストレスである。患者本人の最善の利益を考え，家族が本人の意思を活かした代理判断をするこうした場面では，医療者からの医学的判断が大きな材料になるといわれる。

　しかし，本事例では，そのような場面であるにもかかわらず，家族は患者の様子がわからず，しかも，患者が罹患しているのは新興の感染症，という通常とは異なる状況であり，判断がさらに難しくなっているのではないかと考えられた。

　そのため，今，家族に必要なことは，義男さんの病状，そして，治療やケアを知ることなのではないか，このまま治療の選択をしても，人工呼吸管理をする／しない，どちらの選択をしたにせよ，家族の心配や不安を取り去ることはできないし，そばに付き添うことはできないことから，後悔が残るのではないかと CNS は考えた。

　そこで，医師，看護師と相談し，明子さんと靖子さんには自宅隔離期間で外出することはできないためテレビ電話での面会を，和子さんには来院してもらい，ビデオ付きパソコンでの面会を提案した＊＊。

(5) 義男さんと家族をつなぐ

看護師が義男さんのそばにつき，和子さんとビデオ付きパソコンで面会をした。また，和子さんの携帯電話を看護師が借りて，明子さんとテレビ電話でつなぎ，明子さん，靖子さんとテレビ電話面会を行った。

義男さんは SpO$_2$ が低い状態であったが，家族が声をかけるとうなずきで返事ができ，対話をすることができた。

義男さんの病室や治療の様子を家族にみてもらいながら，医師から再度，病状説明を行った。また，防護服を着用しており，通常と異なる様子にみえるかもしれなくても，医療者はほかの患者と同様に義男さんの治療やケアを行っていることを，画面を通してみてもらった。

和子さんは，義男さんの様子をみて，「これ以上，つらい思いはさせたくないです」と話し，明子さんは，「できる治療をよろしくお願いします」と話した。

▌本事例の振り返り

COVID-19 は世界的に流行し，治療やワクチンが開発される中でも，感染者数は減少と増加を繰り返している。社会への影響が大きく，感染者数が減らないことが経済への負担となることなどが連日報道されている。しかし，さまざまな情報に溢れている一方で，医療の現状は世間にはなかなか伝わっていない。隔離病棟に入院することから，「ほかの人とは違う」と感じ，感染したこ

memo

✱✱COVID-19 患者の面会

COVID-19 は感染力が高いとされており，感染症の予防及び感染症の患者に対する医療に関する法律（感染症法）に基づく指定感染症と同等の扱いとされている。感染力が高いとされる期間は隔離が必要となり，家族であっても，患者と直接面会することができない。医療施設によっては，ビデオカメラやパソコンなどを使ったオンラインによる面会の導入などを検討していることもある。しかし，完全に面会禁止としている施設も多く，高齢者や小児のように，携帯電話などの家族と連絡をとるツールをもっていない患者に関しては，医療者が介入しなければ，家族が様子を知ることができないことも多い。

とをスティグマのように感じる人もあり，通常の医療が受けられないのではないかと思う人もいる。

　病状の変化に気がつかず，急変したように感じる場面もあり，自覚が少ないまま治療の選択を迫られることも少なくない。現在の日本の状況では，感染対策を考慮するため，COVID–19患者が亡くなると，残念ながら，葬儀などで多くの人に見送ってもらうことができないまま火葬されてしまう市町村が依然として多い。そのことに家族は「コロナ」へのネガティブな感情を増強させ，「感染させてしまった」と後悔を感じることとなる。

　医療者は，感染症患者であっても，偏見をもたず，差別することなく医療の提供は行っているということを実感してもらえるよう，患者の状況を家族に伝える，また，知ってもらう方法を考えながらケアする必要がある。さらに，日々変化する状況の中，家族に正しい情報を伝えていくこと，今できることを模索しながら医療を提供していくことが，医療者にとって必要なこととなる。そのためにも，家族がどのような思いを抱いているかを考え，向き合っていく，という大切であるがいわば当たり前のことを，本事例のような状況では，よりていねいに，相手に伝わるような方法を考えながら行動することが求められる。

姉のために遺伝学的検査を受けたい妹と，
遺伝について知りたくない姉の
双方に寄り添うケア

事例紹介

　石塚優子さん，29歳，未婚。26歳のときに乳がんと診断。根治術を受けたが，27歳のときに再発し，抗がん剤治療を受けていた。

　石塚さんは，診断直後から，遺伝性乳がん卵巣がん（hereditary breast and ovarian cancer；HBOC）*の可能性があることを指摘されていた。石塚さんは根治術を受ける前に，医師や遺伝看護専門看護師（以下，CNS）からHBOCや遺伝学的検査**について説明を受けていたが，その当時は検査を希望しなかった。石塚さんは，「自分が乳がんだと診断されたときには，『遺伝だ！』と思いました。でも，今は乳がんの治療だけに集中したい。両親や姉はとても心配性だし，できるだけ早めに治療を終えて，元の生活に戻りたい」と語って

memo

遺伝性乳がん卵巣がん（HBOC）
　生殖細胞系列の*BRCA1*あるいは*BRCA2*の異常に起因する乳がんおよび卵巣がんをはじめとするがん易罹患性症候群の一つ。一般集団に比べて乳がん，卵巣がん，前立腺がん，膵臓がんに罹患する可能性が高くなる。常染色体優性遺伝形式で，次世代に50％の確率で引き継がれる。がんの早期発見やリスクを減らす対策が確立されており，がん予防・死亡率改善において効果が明らかになっている。こうした医療の一部は2020年4月から健康保険適用になっている（参考資料：文献[1]）。

いた。

　石塚さんの姉，30 歳代，既婚。4 歳の娘，夫と 3 人暮らし。妹が 20 歳代で
がんに罹患したことに大きなショックを受けている。妹が再発してからは，ど
のような顔や態度で妹に接すればよいのかわからず，少し距離を置いた関係に
なっていた。

　ある日，石塚さんは，抗がん剤治療の合間に，CNS のもとに立ち寄った。

　「私，今からでも遺伝学的検査を受けられませんか。私は長くは生きられま
せん。姉には私のようなつらい思いをしてほしくないのです。姉には娘もいま
す。私のがんが遺伝性なら，姉にはがんを予防するような方法をとってもらい
たいんです。」

　石塚さんは，CNS に向かって一気にそう話した。石塚さんの表情や語調か
らは，今の病期に自分が遺伝学的検査を受けることの意味を，自分なりに逡巡
してきたことがうかがわれた。CNS は過去に，石塚さんが自身の両親や姉の
ことを「心配性」と評していたことを思い出した。CNS は，「ご家族は，今の
治療の状況や病気のこと，遺伝学的検査を受けようと思っていることはご存知
ですか」とたずねた。石塚さんは，「両親は，いつも病院に付き添ってくれる
ので，よくわかっていると思います。姉は，病気の話を聞くのもつらいみたい
で，最近はほとんど会っていません」と話した。

---

memo

**遺伝学的検査

　ヒト生殖細胞系列における遺伝子変異もしくは染色体異常に関する検査，お
よびそれらに関連する検査。生殖細胞系列の遺伝子や染色体は，個体を形成す
るすべての細胞に共通して存在し，遺伝情報として子孫に伝えられうる。した
がって，検査を受けた人の結果によって，本人の病気の予測だけでなく，血縁
者の予測も可能になる。遺伝学的検査を検討する際には，分析的妥当性（再現
性の高い検査法が確立していること），臨床的妥当性（検査結果の臨床での意味
づけが十分されていること），臨床的有用性（診断が予防や治療に結びつくこと）
を十分に確認する必要がある。なお，*BRCA* の解析には，1 ～ 5 週程度かかる
ことが多い（参考資料：文献[2]）。

倫理的課題があるとアセスメントした理由

　石塚さんのように疾患を発症している患者の遺伝学的検査は，疾患の鑑別診断や確定診断，また，診断後の治療や予防に有益性がある場合に実施すべきとされている[2,3]。HBOC は，がんの早期発見やリスク低減法が確立されており，鑑別診断の臨床的有用性は高いと考えられている[1]。また，一部の再発転移乳がん患者に関しても，遺伝学的検査によって薬物療法の適応判定をしている。しかし，石塚さんの場合，治療のための遺伝学的検査は適応外であったため，実施には益はないといえる状況だった。とはいえ，石塚さんの乳がんがHBOC なのか，そうではないのかを鑑別診断しておくことは，血縁者の健康管理につながる。石塚さんは，「姉のために検査を受けたい」と話しており，自分にとっての益は求めていないが，血縁者のためになる可能性があることを正しく理解していることがうかがわれた。CNS は，石塚さんの考えや価値観は，医学的に正しい理解に基づいた自律的な選択であり，尊重されるべきだと判断した。

　一方，姉のように疾患を発症していない人では，遺伝学的検査はそのリスクが高い個人を同定し，予防や観察プログラムを始めるためにすすめられるべきとされている[3]。健康な人が「将来病気になる可能性」を受け止めることは，非常に難しい。そのため，遺伝医療では，検査によってわかる体質や病気を「知る権利」とともに，検査結果や診断を「知らないでいる権利」の双方を尊重するべきとされている[4]。これは，血縁者間で共有する遺伝情報を「知りたい人」と「知りたくない人」の双方の権利を擁護する上で不可欠な視点だが，このことが血縁者間の対立を生んだり，個人にとって必要な検査であっても医学的判断だけで強引に推し進めたりはできない状況を生じる。そして，しばしばCNS の倫理調整が必要とされる状況になる。

　石塚さんの考えや価値観は尊重されるべきものだが，姉の考えや価値観も尊重されなければならない。CNS は，姉と直接話をしておらず，姉の思いを確認できていない。石塚さんの思いのみで遺伝学的検査をすすめたり，結果を伝えたりすれば，姉妹の思いがすれ違ってしまう可能性がある。CNS は，ここに倫理的課題があると考えた。

CNS が行った倫理調整

（1）姉の思いに耳を傾け，姉のがんや遺伝に関する考えや価値観を確認する

　CNS は石塚さんに，「可能であれば，お姉さんと直接お話しする機会を設けることはできませんか」と提案した。2週間後，石塚さんは姉と2人で遺伝カウンセリング外来を受診した。CNS は事前に遺伝を専門とする医師と情報共有し，一般的な遺伝に関する説明の後，医師は石塚さんと，CNS は姉と個別に面談した。

　姉は，遺伝カウンセリングの間は青白く強張った表情をしていたが，CNS と2人になると表情が緩んだ。

　話を聞いていると，石塚さんは姉にとって自慢の妹のようだということがわかった。明るく活発で友人も多く，健康にも恵まれていたし，スポーツも万能だった。そんな妹が乳がんに罹患したことに驚きを感じ，再発したと聞いたときには，それは恐怖に変わり，妹の顔をみることすら怖くなったという。

　姉は，「私にとって，がん，特に乳がんは治らないというイメージしかないんです。そういう親戚が多くて……お正月やお盆に会うたびに，誰かが乳がんだっていう話題ばかり。小さいころから，女性の親戚は皆，乳がんだったような気さえします。でも，20歳代で，っていう人は妹だけなんです。遺伝かどうかなんて考えたってしょうがないです。どうやったって，私もいつか乳がんに蝕まれるんです」と話した。

　姉の中に幼いころからあった「女性→乳がん→死」というぼんやりとした連想は，妹の乳がんと，遠くない死の予測によって，恐ろしいほどに現実味と確信を強められたに違いない。家系内に累々といる乳がんに罹患した人たちの存在は，姉に「遺伝性」をちらつかせてくる要素であり，石塚さんの乳がん罹患は，その決定的な証拠としてとらえられているのだろう。姉の「遺伝かどうかなんて考えたってしょうがない」という言葉は，強烈に「遺伝について知りたくない」というメッセージを含んでいた。「乳がんに蝕まれる」という表現は，姉がこの病気をいかに恐れているかを表していた。姉は，苦しくて恐ろしい胸の内を1人でずっと抱え込んできたのだ。姉が今日，聞きたくもない遺伝の話を聞きに来たのは，悩みを打ち明けられる場を求めてのことなのかもしれない。

　CNS は，「今日は来てくださって本当にありがとう。とても苦しい思いをしていましたね。そんな気持ちや不安は 1 人で抱え込んではいけません。遺伝のことは抜きにして，よければ時々，私のところに話をしに来てください」と話した。姉は流涙していた。そして，今後は妹の付き添いがてら，CNS のところに立ち寄りたい，と話した。

　石塚さんの「知る権利」と，姉の「知らないでいる権利」はすれ違っていた。CNS は，それぞれの権利を侵害することなく，互いの思いを尊重するにはどうしたらよいのか，そのような方策があるのか，限られた時間の中で姉妹とともに模索する必要があった。

(2) 姉妹と時間と空間を共有し，姉妹の文脈で倫理的課題を再考する

　CNS との面談を境に，姉が石塚さんの治療に付き添うことが増えてきた。姉妹は時々，CNS のいる部署を訪ねて来た。

　あるとき，姉から「妹を宝塚歌劇に連れて行きたいが，どうしたらいいか」と相談を受けた。石塚さんは，在宅酸素と車椅子を使っていた。CNS と姉は，居住地から近い，都内の歌劇場に行くものと思って話を進めていた。ところが，石塚さんの質問が嚙み合わない。石塚さんは新幹線のチケットを準備しており，兵庫県宝塚市に行くつもりだったのだ。慎重な姉と大胆な妹とのギャップが愉快に感じられ，3 人で大いに笑った。

　CNS は，姉妹と時間を共有するにつれ，介入の方向性に悩んだ。姉は時々，「乳がんが憎らしい。今でも妹が奇跡的に治ることも期待せずにはいられない」と話した。妹は，「乳がんになったことは本当に悔しい。姉には私のような思いをさせたくない」と話した。姉の「遺伝について知りたくない思い」は変わらないようで，それを無視して検査を進めることはできない。CNS は姉と妹がそれぞれに期待すること・願うことを汲み取るには，石塚さんに今すぐの検査はすすめられないことに気づいていた。しかし，石塚さんにはそれほど時間は残されていない。CNS の考えは石塚さんの「知る権利」を退けて，姉の「知らないでいる権利」だけを守ることにならないか，それ以外の方策は何もないのか，判断が難しくなっていた。

(3) 姉妹の抱える倫理的課題をチームカンファレンスで共有し，多職種の視点から介入の視座を得る

CNS は，石塚さんの治療上の主治医と遺伝を専門とする医師，石塚さんをケアするスタッフナースらと，姉妹の遺伝学的検査に対する思いや，CNS の倫理的課題に関するアセスメントを共有した。倫理的には石塚さんの「知る権利」と姉の「知らないでいる権利」がすれ違っている構造だが，背景にある姉妹の思いや医学的状況についても包括的に考える必要があることを示した。たとえば，臨床的有用性や姉の健康管理を考えると遺伝学的検査を受ける意義を無視できないこと，姉の乳がんに対する恐怖を考えると本来は適切な医療を受ける必要があること，姉の考え方や価値観が変わるのを待つには相当な時間がかかると思われること，妹は余命がわずかであること，妹は死にゆく自分が姉にできることとして検査を意味づけていること，などを話した（図）。

主治医は，石塚さんの予後が週から月の単位であり，遺伝学的検査を受けた

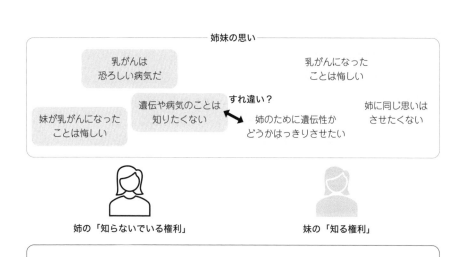

図　本事例の倫理的課題の背景にある姉妹双方の思いと医学的状況

場合，結果を得るころには本人が他界している可能性があることを指摘した。遺伝を専門とする医師は，石塚さんが遺伝性乳がん卵巣がんである可能性の高さを指摘し，姉が検診の大切さをどの程度理解しているのかを心配した。

スタッフナースは，石塚さんの看取りが姉の今後の人生に強い影響を及ぼすことを予測し，密な介入の必要性を述べた。

チームメンバーは，カンファレンスを通して，姉妹を取り巻く遺伝や乳がんのいろいろな問題が実に複雑に影響し合っていることを認識した。そしてチームから，妹の検査を今の段階で進めないという介入は，確かに妹の「知る権利」を侵害することになる可能性はあるが，それは CNS が判断することではなく，妹が「侵害された」と感じるかどうかではないか，という助言を得た。この助言は，CNS の介入に確信をもたせ，方向性を明確にする助言であった。

また，CNS はこれまでのアセスメントにおいて，妹の看取りが姉の今後の人生に影響するという視点をもっと重視すべきであることに気がついた。姉が妹の死をどう体験し，どのように受容していくかが，姉の死生観，乳がんへの恐怖，ひいては保健行動に最も影響するだろう。

CNS は，カンファレンスで話し合われた内容を踏まえて，残された貴重な時間の中で姉・妹それぞれに必要な介入を行うことにした。

(4) 妹の「知る権利」の尊重に対する代案として，姉の健康上の相談窓口になることを姉妹に約束する

CNS は，石塚さんの了承を得て，診察に付き添ってきた姉と面談した。

CNS は，初発からこれまでの石塚さんとの関わり，石塚さんの治療との向き合い方，遺伝カウンセリングで話されたことなどを伝えた。姉もまた，石塚さんが乳がんと診断されたときから今までの自分の心の変化や後悔，今も変わらない乳がんへの恐怖を語った。

CNS は，乳がんに対する恐怖心は当然であると伝えた。そして，遺伝を知るか・知らないでいるかに関する選択については，姉の気持ちを尊重したいこと，一方で，乳がん検診などの健康を守るための適切な医療は受けてほしいということを伝えた。それこそが石塚さんの願いであると思う，と付け加えた。

CNS は，石塚さんとも面談した。CNS は，石塚さんが遺伝学的検査を受けようと思った意図はとても正しい判断であると思う，と伝えた。しかし，姉が

検査の結果を受け入れて健康管理に役立てることは，今すぐは難しいと思うことも伝えた。その代わり，乳がん検診はきちんと受けること，体に異変を見つけたらすぐに連絡してもらうよう約束していることを付け加えた。石塚さんは非常に納得した様子でうなずき，安堵した表情を浮かべた。

　石塚さんの姉が適切な検診を受けられるようになるまで，まだ少し時間がかかるだろう。それまでは，姉が健康上の心配事を何でも相談できる場として，CNS や，遺伝カウンセリングや遺伝学的検査を扱う専門の部署を，窓口として案内する予定である。

▌本事例の振り返り

　遺伝情報は医療情報の一つであるが，生涯変わらないことや，血縁者の健康に関わる情報になりうること，将来的な病気の発症が予測できること，といった特性があり，臨床での取り扱いには，専門的知識と配慮が要される。

　本事例では，遺伝情報の「知る権利」と「知らないでいる権利」の倫理的対立という繊細な課題が，「がんの終末期」という時間的制約がある状況で生じたという困難さがあった。こうした状況で，CNS には，姉妹の「知る権利」と「知らないでいる権利」の双方を置き去りにしないケアが求められていた。

　CNS が最初に石塚さんの話を聞いたときには，単純に「知る権利」と「知らないでいる権利」のすれ違いとその倫理調整ととらえ，倫理的課題の本質には届くことができていなかった。この倫理的課題の本質については，後のチームカンファレンスで得た「知る権利の侵害」は誰が判断するのか，という助言によって介入の方策が見出され，それによって課題の本質も明確になった。

　CNS が姉妹と時間を共有する過程も，少しずつ CNS に重要な気づきを与えている。「知る権利」と「知らないでいる権利」という，単純な課題のとらえ方から，「この姉妹が『遺伝』という課題とともに生き切るために，今，どうしたらいいか」という考え方に変化している。この変化も，本事例の重要な鍵である。

　本事例のように複雑な倫理的課題を有する場合は，患者に関わる各専門職や多職種が連携し，それぞれの視点を共有することによって，ケアの方向性を見

出していく過程が重要である。適切な時期にチームカンファレンスを設けることができたことは，本事例のターニングポイントであった。

　CNS は最終的に，妹が存命中に遺伝学的検査を受けることを優先せず，姉の今の気持ちを尊重した。一方で姉には，医療者として市民の健康を守るべき立場からの助言もしている。対象者のアドボケーターとして寄り添うべき看護者の立場と，医療者として求められる姿勢を貫くことができたのは，チームメンバーの支援が基盤にあったからといえる。

引用・参考文献
1) 日本遺伝性乳癌卵巣癌総合診療制度機構編（2021）：遺伝性乳癌卵巣癌（HBOC）診療ガイドライン．
　〈https://johboc.jp/guidebook_2021〉
2) 日本医学会：医療における遺伝学的検査・診断に関するガイドライン．
　〈https://jams.med.or.jp/guideline/genetics-diagnosis_2022.pdf〉
3) 日本人類遺伝学会会員有志翻訳，松田一郎監修，福島義光編集（2002）：遺伝医学における倫理的諸問題の再検討（WHO/HGN/ETH00.4），p.50-57.
4) 遺伝医学関連学会（2003）：遺伝学的検査に関するガイドライン．
　〈https://www.neurology-bri.jp/wp-content/uploads/2016/11/specialtest_03.pdf〉
5) 李怡然，武藤香織（2018）：ゲノム医療時代における「知らないでいる権利」．保健医療社会学論集，29（1）：72-82.

家族形成期にある家族
——13 トリソミーと胎児診断を受けた家族の
意思決定支援

事例紹介

ひなこさん，41 歳，初産婦。

① 当院受診までの経過

妊娠初期は A 病院で妊婦健康診査（以下，妊婦健診）を受けていた。妊娠12 週で胎児に後頸部の浮腫を指摘されたが，夫婦で話し合い，自分たちの親族に障害をもつ者がいないこと，やっとできた子どもであり，その子どもの可能性を信じたいと，染色体検査は行わないこととした。その後の妊娠経過には特に問題はなかった。

妊娠 19 週に入り，再度，子宮内胎児発育遅延，心室中隔欠損などの胎児異常を指摘され，A 病院では新生児の治療ができないため，当院を紹介され，受診となった。

② 受診後の経過

当院初診時には 20 週 0 日であった。その数日後に胎児の精密検査目的で，入院となった。入院後に医師よりひなこさんと夫・たかしさんに，胎児には染色体異常の可能性があり，染色体検査を行う旨の説明がなされた。ひなこさん夫婦は妊娠初期の話し合いのことがあり，悩んだが，生まれてきた子どもに異常があった場合のこれからの夫婦の人生設計を考え，検査を行う決断をした。その結果，胎児は 13 トリソミーと診断された。

その後，医師とひなこさん，たかしさん，看護師，家族支援専門看護師（以

下，CNS），医療ソーシャルワーカー（MSW）とともに，染色体検査の結果の説明を行い，妊娠継続の意思があるかどうかも含めた今後の方針について話し合うこととなった。

倫理的課題があるとアセスメントした理由

　医療者とひなこさん夫婦との話し合いは，妊娠 21 週 4 日の予定であった。母体保護法上，妊娠中絶ができるのは 21 週 6 日までであり，今後の妊娠継続も含めた方針をどうするのか意思決定するには 3 日間しかないという，時間的猶予のない時期であった。また，13 トリソミーは非侵襲的出生前遺伝学的検査（non-invasive prenatal testing；NIPT）である母体血胎児染色体検査の対象疾患の一つで，生命予後不良の疾患である。そのため，妊娠中絶するのか，子どもの出生後の治療をどこまで行うのかなど，子どもの生命をどう考えるかについては，医療者間でも意見が分かれるところである。このことから，ひなこさん夫婦が自分たちの将来設計をどう考え，子どもの生命とどう向き合うのかといった倫理的課題が含まれていると考えられた。

　そのほかに CNS が情報収集した中で，夫婦のそれぞれの性格，考え方，妊娠初期からこれまでの経過の中で夫婦の話し合いがどのように進んでいるのかといった情報が不足していた。これらの不足している情報は，患者・家族と医療者が話し合うときに，医療者が一方的に推し進めるといった事態を招かないために重要なものであり，話し合いの前，または話を進めていく中で収集する必要のある情報だと筆者は考えている。

　これらのことから，夫婦の意思決定はかなりの困難性と倫理的葛藤をもつことが予想され，また，胎児の生命をどのように考えるかを含めた倫理調整が必要と CNS は考えた。また，さまざまな情報が不足した状況での話し合いの中で夫婦の考えを十分に引き出すには，中立的な役割のスタッフが必要であり，それを担うのが CNS である自分だと考えた。

　今回のようなケースでは，患者・家族と医療者が対立関係となる可能性がある。つまり，胎児の生命や QOL を考える胎児側に立つ医療者に対し，患者・家族が胎児の生命や QOL よりも自分たちの生活やほかの家族を優先させたい

と意思表示した場合に，医療者が患者・家族に陰性感情，つまり，「親なのにどうして子どものことを第一に考えないのか」といった感情を抱く可能性がある。また，患者・家族としても，医療者に自分たちの考えを理解してもらえないと考える可能性がある。この結果が対立関係であり，一度対立関係になると，和解をするにはかなりの時間と労力を要することになる。そのため，対立関係とならないような，事前の準備と関係づくりが大切であると考えた。

CNS が行った倫理調整

　ひなこさん家族は，家族看護学でいう「家族形成期」にあたり（後述），発達課題に着目した関わりが必要と考えた（図）。また，家族にとって，そして，ひなこさんとたかしさん，それぞれにとって，これまでの出来事がどのような意味をもっているのかといった情報をもって，話し合いを行った方がよいと考え，話し合いの前に CNS による面談を行った。

(1) 話し合い前の CNS と夫婦の面談

　ひなこさんとたかしさん，それぞれ個別に面談できる機会があり，ナラティブの手法（後述）を用いて思いを聞いた。

(2) 夫婦それぞれの語り

　① たかしさんの語り

　結婚して数年が経ち，子どもをもつことは難しいのかもと考えていたから，妻から妊娠したと聞いて，父親になるのだと，とても嬉しかった。だから，初めて子どもに異常があるかもと医師からいわれたときには，どうしようかと思ったが，妻と何度も話し合い，それでも育てていこうと決断した。でも，染色体異常といわれて，インターネットで調べたけれど，悪いことしか書いていないし，どうしたらいいのかわからない。妻がこれからつらい思いをするのなら，もうあきらめた方がいいのかもとも思うが，妊娠を喜び，子どもと会えることを楽しみにしている妻とは話し合えていない。

　② ひなこさんの語り

　結婚してから夫をいつか父親にしてあげたいと思っていたので，妊娠したとわかったときには，本当に嬉しかった。妊婦健診に行くたびに心音を聞いて，

〈情報収集とアセスメント〉

・本事例の情報から，倫理的課題がどこにあるかをアセスメントした。
・子どもの QOL を考えたときに，話し合いにより医療者と家族，それ
　ぞれが倫理的葛藤を抱き，対立関係となる可能性があると考えられた。
・医療者とひなこさん夫婦が十分に話し合えるように計画を立案した。

〈ひなこさん夫婦と CNS との面談〉

・【ひなこさんの語り】妊娠に対する思い，子どもへの思い，夫への思い，
　夫と気持ちを共有しているかどうか，など。
・【たかしさんの語り】子どもをもつということ，子どもへの思い，妻へ
　の思い，妻と気持ちを共有しているかどうか，など。

〈医療者カンファレンス〉

・医療者間で CNS の面談の結果を共有した。
・ひなこさん夫婦との話し合いの進め方，目的を確認した。

〈ひなこさん夫婦と医療者との話し合い〉

・医師より染色体検査の結果を説明された。
・ひなこさん，たかしさんの思いをそれぞれ語ってもらった。

〈ひなこさん夫婦の話し合い〉

・医師の検査結果説明を受けて，夫婦の考えをまとめてもらった。

〈ひなこさん夫婦と医療者との話し合い〉

・夫婦の話し合いの結果を確認した。
・その結果，妊娠継続すること，緊急時の対応の確認を行った。

〈ひなこさん夫婦と医療者との面談〉

・夫婦が納得を得られているか，語り足りないこと，伝えられていない
　思いがないかを確認した。
・これからも話し合いを重ねていくことを共有した。

図　本事例での CNS の倫理調整における意思決定支援のプロセス

この子と一緒に暮らすことをいろいろ考えて準備もしてきた。それが突然，異常がある，染色体異常だ，って。この子をあきらめたくはないけれど，でも，どうしたらいいのかわからない。それに，あんなに楽しみにしてくれている夫に，こんなことになって本当に申し訳ない。今回の入院のときから，夫とどう話をしていいかわからなくて，話をしていない。

（3）夫婦の語りからの CNS のアセスメント

　今回の妊娠を夫婦ともにとても楽しみにし，子どもを家族として迎え入れるための準備を重ねていたことがわかった。そのため，胎児異常という出来事は，夫婦に非常に大きな衝撃を与え，まだ気持ちの整理がついていないことが考えられた。また，夫婦で話し合うことができておらず，今後話し合いを進める中で，気持ちのずれが生じる可能性が考えられた。そのため，医療者との話し合いの場において，夫婦がそれぞれに自分の気持ちを語る必要があり，その気持ちと医療者の考えとをすり合わせる必要があると考えた。そのため，話し合いに参加予定の医療者間でこれらのことを調整し，まずは夫婦の考えを引き出すことを主目的とすることを確認した。

（4）ひなこさん夫婦と医療者との話し合い

　医師から，検査の結果，13トリソミーであると告知された。13トリソミーは，生命予後不良であり，子どものQOLを考えた治療を行っていくこと，そのため，外科的手術などの侵襲の大きい処置は行わないことが説明された。その後，ひなこさん夫婦それぞれの考えを聞き，夫婦の考えがまとまっていないこと，そのため，まずは夫婦の考えをまとめることが必要であることを，話し合いの参加者全員で確認した。

　時間的猶予がないため，同日中に結論を出す必要があり，夫婦で話し合う時間を設けた。その後に，医療者との話し合いを再開した。その結果，妊娠を継続し，子どもの命を尊重したいこと，もし妊娠経過中に胎児仮死などの異常が起きたとしても，そのまま様子をみたいこと，その後の子どもの治療については，後日，再度話し合いをもつことが決定された。

（5）話し合い終了後のひなこさん夫婦の思いの確認

　あまり時間がない中での意思決定であるために，それぞれが十分に気持ちや考えを伝えることができたかを再度確認した。夫婦ともに表情はすっきりとし

ており，互いの気持ちを確認できてよかったと話していた。その上で，CNS
より，今回の意思決定は最終決断ではないこと，これからも話し合いをもち，
気持ちの確認をしていきたいこと，これからは，生まれた子どもとどのような
時間を過ごしたいかを一緒に考えていきたいことを伝えた。

本事例の振り返り

　家族看護学の主要な理論には，家族システム論，家族発達理論，家族ストレ
ス対処理論がある。特に，家族システム論と家族発達理論は，家族の現状の把
握と課題解決のためには欠かせない理論であり，本事例においてもこの理論に
基づいた看護展開を行った。

　家族の始まりは，家族発達理論では1組の男女が夫婦になることであり，
家族システム論においてもそれぞれの家族から離れ，新しい家族（システム）
を構築することとされている。そこから家族形成期として段階を進むためのさ
まざまな課題があるが，どの課題を達成するためにも夫婦で話し合いをするこ
とが大切であると，筆者は考えている。それは，今後，家族が拡大し，やがて
縮小していき，最終的には夫婦に戻るというように，夫婦が家族の基本単位と
考えられるからである。

　また，家族が危機に陥ったときに夫婦の話し合いが十分にできないことがあ
り，これは，「たぶん，こう思っているだろう」，あるいは，「こんなことをいっ
たら傷つけるかもしれない」といった，互いを思いやりすぎての結果でもあり
うる。そのため，事前に夫婦それぞれの考えを確認すること，その上で，話し
合いの場でそれぞれが考えを述べることができるような，事前準備が重要であ
る。

　ただし，夫婦の考え方を，必ずしも一致させる必要はない。夫婦の考え方の
同じところと違うところ，ここまでは歩み寄ることができるけれど，ここから
は譲れないといったように，互いを理解するための話し合いが大切であり，そ
して，話し合いの結果を，そのまま医療者に伝えることもまた，大切である。

　事前準備では，話し合いに参加する医療者間の方針や対応を統一しておくこ
とも大切であろう。一般的に，医療者と患者・家族ではパターナリズムが働き，

患者・家族が思うように考えを述べられない可能性がある。そのため，医療者が患者・家族の考えをしっかりと聞く姿勢をとることが大切であり，そのことで患者・家族が話しやすくなる場づくりにつながると考えるからである。そして，患者・家族が伝えてくれる話し合いの結果をもとに，患者・家族，医療者間で話し合いをもつことが，信頼関係の構築，パートナーシップの形成に有用であると考える。

　今回の本事例への介入は，今後，子どもの最善の利益を考え，治療をどこまで，どのように行うのかといった話し合いを行うための第一歩である。そのため，今回の話し合いで，医療者と家族との関係性をしっかり築き，互いの考え方や思いを理解し，ずれを最小限にすることが重要であると考えた。そのことから，CNS が事前に夫婦の考えを聞き，その結果をもって医療者との話し合いをもつようにし，また，話し合いの後には，夫婦に対して話し合いの結果の確認を行うというような段階を踏むこととした。

　このように，CNS には家族と医療者をつなぐ懸け橋のような働きもあると思う。本事例の CNS が懸け橋のような役割を果たすことにより，ひなこさん夫婦と医療者が時間の制約のある中で，有効な話し合いを進めることができたのではないか。

　家族看護は，「家族が直面している健康問題に対して，家族という集団が主体的に対応し，問題解決し，対処し，適応していくように，家族本来がもっているセルフケア機能を高めること」と定義されている[1]。また，家族形成期においては，これまでの 2 者関係から，新しい家族員を迎えて拡大する中で生じる危機に家族が対応できるよう援助することが必要である。つまり，夫婦としての役割から，新たに親役割が獲得できるように援助することで，今後の子どもの治療について同じ舞台で話し合いをもつことができると考える。そのため，本事例では，ナラティブ，つまり傾聴や「無知の姿勢」（相手について無知ゆえに，より深く知りたいと考え，教えてもらおうとする姿勢）[2] を用いて夫婦の語りを促し，2 回の面談を通して夫婦が同じ情報をもち，話し合いを行い，よりよい意思決定ができるように援助している。

　ナラティブは，本人たちの内省を促すだけでなく，医療者にとっては患者・家族の体験を肌感覚として理解することができる方法でもある。この方法によ

り，医療者が患者・家族を理解することで，話し合いの場が前述したような対立関係とならず，3つあるとされる意思決定のタイプのうち，シェアードデシジョンモデル（shared decision model）となるのではないか。

　シェアードデシジョンモデルは，「医師と患者が話し合い，協働して意思決定する方法」[3]とされている。本事例のように，意思決定後にも何らかの不確かさが残る場合には，その結果よりも意思決定の過程が重要である。つまり，意思決定においてどのくらい多様性のある情報と選択肢をもって，また，意思決定後の経過を推測しながら決定したかが，意思決定後の気持ちの揺らぎを小さくする。そのため，繰り返し話し合い，そのプロセスを共有し，患者・家族と医療者のパートナーシップを形成できることが，本事例のような倫理的課題を有する意思決定支援には重要なのではないだろうか。

引 用 文 献

1) 鈴木和子，渡辺裕子，佐藤律子（2019）：家族看護学―理論と実践，第5版，日本看護協会出版会，p.12.
2) 野口裕二（2002）：物語としてのケア―ナラティヴ・アプローチの世界へ（シリーズケアをひらく），医学書院，p.95.
3) 中山和弘，岩本貴編集（2012）：患者中心の意思決定支援，中央法規出版，p.21.

参 考 文 献

・中山信弘，岩本貴編集（2012）：患者中心の意思決定支援，中央法規出版.
・伏木信次，樫則章，霜田求編（2014）：生命倫理と医療倫理，改訂3版，金芳堂.
・野嶋佐由美監修，中野綾美編集（2005）：家族エンパワーメントをもたらす看護実践，へるす出版.
・日野原重明，井村裕夫監修，原寿郎編集（2005）：看護のための最新医学講座14，新生児・小児科疾患，第2版，中山書店.
・鈴木和子，渡辺裕子，佐藤律子（2019）：家族看護学―理論と実践，第5版，日本看護協会出版会.

結核・肺がんの精密検査拒否に対する
医療者の責務

事例紹介

　新井一郎さん，78歳，男性。75歳の妻・良子さんと2人暮らし。夫婦には息子が1人いたが，息子が48歳のときに肺がんで亡くしている。良子さんは，68歳のときに脳梗塞で倒れ，左上下肢麻痺があり，移動の際には介助が必要で（要介護2），週5回，デイサービスを利用している。主たる介護者は，一郎さんである。

　一郎さんはこれまで，市の結核・肺がん検診（以下，検診）を受けたことがなかったが，知り合いに促され，1か月前に受診した。検診の結果，肺に結節の陰影があり，精密検査が必要となった。そこで，検診担当の保健師（以下，保健師）が訪問し，精密検査の受診をすすめたが，「妻の介護で時間がとれない」という理由から，強く受診を拒否した。

　一方，良子さんのデイサービスの送迎の際に，デイサービス担当看護師（以下，看護師）が一郎さんの咳が長引いていることに気づき，たずねると，「風邪が長引いているようだ。ただ，先日受けた検診でも，精密検査を受けろといわれている。でも，妻の介護があるし，自分は病院が嫌いだから，受診するつもりはない」と話していた。看護師は，良子さんのケアマネジャーに連絡。そして，ケアマネジャーから保健師には，一郎さんの体調の変化を気遣うとともに，もし感染症ならば良子さんへの感染，さらには，他のデイサービス利用者に感染させてしまう可能性があるので，なんとしてでも受診させてほしいとの

連絡があった。

　一郎さんに再度，精密検査の受診勧奨をしても拒否されるだろう。困った保健師は，地域看護専門看護師（以下，CNS）に相談した。

倫理的課題があるとアセスメントした理由

　一郎さんは，妻の介護を理由に精密検査を拒否しているが，良子さんは週5日，デイサービスに通っており，その時間は自分の時間として確保し，受診することができるはずである。そして，献身的に妻の面倒をみている様子から，自分に何かあったら妻の介護ができなくなってしまうことも十分理解しているようである。そのような中で，CNS は，精密検査は受けないと拒否している一郎さんを取り巻く関係（図1）の中に倫理的課題があるのではないかと考えた。

　その一つは，精密検査が必要な状態にある一郎さんが，その精密検査の意味を正しく理解した上で受診拒否という選択をしているのかどうかということである。もし理解が不十分なのであれば，精密検査を受けることで病気の早期発見，早期治療が行えるといった益につながらない，つまり，不利益が生じることが考えられる。

　もう一つは，一郎さんの精密検査受診が，妻・良子さんのケアスタッフ（看護師，ケアマネジャー）の責務や意向が優先されて勧奨されているということである。

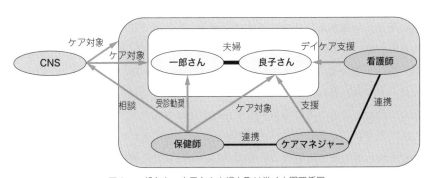

図1　一郎さん・良子さん夫婦を取り巻く人間関係図

CNS が行った倫理調整

　検診の目的は，がんや結核，その他の疾病を早期に発見し，適切な治療を促し，疾病による死亡率の低下や住民の QOL の向上を目指すことである。そのため，検診で精密検査が必要と判定された人に対しては，精密検査の意味や必要性を理解してもらった上で受診し，異常の有無を確認できるよう促し，早期発見，早期治療をすすめることが保健師の責務である。

　このことから，一郎さんに対して保健師が改めて自身の責務を考え，それを果たしていくためには，一郎さんや良子さん，ケアマネジャー，看護師，保健師の思いや考えを整理し，互いに理解した上で，一郎さんの精密検査受診に関わる意思決定支援をする必要があると考えた。

　そこで CNS は，保健師とともに，一郎さんと良子さんの思いや考えを聴いた。すると，一郎さんは，検診の結果を聞いて，新たな病気が発見されることを恐れており，また，その病気については，息子を肺がんで亡くしていることから，自分も肺がんなのだと思い込んでいるということがわかった。そして，がんならば，入院も必要となり，妻の面倒がみられなくなってしまうことや，先が短いならば，妻のそばにいた方がよいと考えていた。

　妻の良子さんは，精密検査を受けろといっても夫は頑固な性格なので聴いてもらえないだろうと助言を諦めていた。しかし良子さんは，一郎さんを心配し，受診をしてほしいと思っており，それを聴いた一郎さんは，かたくなに受診を拒否していた態度を少し緩和させたようであった。

　そして保健師は，一郎さんに，咳が出ていてつらくはないか，他の症状はないかなど，一郎さん自身の健康状態を聴き，寄り添う態度で接しながら，精密検査の対象になった人がすべてがんとは限らないこと，これまでの精密検査結果でも，一部の人が呼吸器疾患を発見された程度であること，まずは，詳しい検査をしてみなければ病気を特定できないことをていねいに説明した。また，がんではなくても，人に感染するような疾患に一郎さんがかかってしまっていたら，良子さんも感染している可能性があると見なされて，デイサービスに行けなくなってしまうということを説明し，一郎さんの健康問題が良子さんに影響することなどへの理解を促した。

表　関係者それぞれの思いや考え

一郎さん	・妻の介護があるため，精密検査は受診したくない。 ・病院が嫌いである。 ・新たな病気の発見を恐れている。 ・自分はがんなのだ。 ・自分に何かあったら，介護ができなくなることがわかっている。 ・先が短いのであれば，妻のそばにいたい。
良子さん	・心配なので，夫に精密検査を受けてもらいたい。
看護師	・他のデイサービス利用者の感染症予防を行いたい。
ケアマネジャー	・良子さんの主たる介護者である一郎さんに健康問題が生じた場合，迅速にケアプランの変更を行い，良子さんのケアが滞りなく行えるようにしたい。 ・看護師から，一郎さんに受診をすすめてほしいとの依頼があり，その約束を果たしたい。
保健師	・一郎さんに精密検査を受診し，病気の有無を確認してもらいたい。 ・一郎さんに疾病があるなら，早期治療を促したい。
CNS	・関係者の思いや考えを整理し，調整して，互いに理解した上で一郎さんの精密検査受診に関わる意思決定を支援したい。

　CNSは保健師に，一郎さんの思いや考えをケアマネジャーや看護師に伝えること，そして，一郎さんが受診に対して十分検討する時間を確保できるよう，関係者皆で待つように促した。

　一郎さんの精密検査の受診拒否に関する関係者それぞれの思いや考えを表に示す。

　しばらくすると，一郎さんから保健師に連絡が入り，精密検査はどこの医療機関でできるのか，そして，仮に入院などによる治療が必要になった場合，妻の介護をどうしたらよいのかという相談があったため，ケアマネジャーを含めて相談する場を設定することを約束し，その機会をつくった（図2）。

　こうして一郎さんは，万が一のことを想定し，また，納得した上で，精密検査を受診した。

本事例の振り返り

　一郎さんは，精密検査が必要との検診結果を受け，新たな病気に直面したくないという思いや，自分はがんだと思い込んでしまっていたことから，精密検

一郎さんの精密検査受診に関わる倫理的課題の気づきと情報の整理
・本人の思いや本意がみえないことから，本人から話を聴く場をつくることを保健師に
　提案。
・一郎さんに関わる人々の思いや考えを整理。

一郎さん・良子さん夫婦と保健師の話し合いの場の設定
・一郎さんと良子さんそれぞれの思いを聴き，共有。
・保健師が一郎さんに精密検査の意味を説明（受診のメリットに関する理解促進）。
・保健師が一郎さんに精密検査を受診しないことに対する影響を説明（受診しないこと
　のデメリットに関する理解促進）。

保健師を通じて良子さんのケアスタッフ
（ケアマネジャー，看護師）に情報提供
・夫婦の本意を伝える。
・一郎さんが受診を検討する時間を確保
　できるよう，待つように提案。

（一郎さんからの相談）
・精密検査の受診希望。
・一郎さんに治療が必要になった場合の
　良子さんの介護について。

夫婦と保健師・ケアスタッフの話し合いの場の設定，一郎さんへの意思決定支援
・良子さんのケアプランについての相談。
・一郎さんの精密検査および治療に向けての心の準備を支援。

図2　CNSによる本事例関係者への支援プロセス

査の受診を拒否していた。また，精密検査の意味を十分に理解する機会がこれ
までになかった可能性もあった。このままでは，疾病の早期発見，早期治療が
できなくなってしまう。しかも，一郎さんの精密検査受診については，本人の
思いを理解し，本人を中心とした意思決定支援が十分でなかった。

　この倫理的課題を解決するために，ケアマネジャーや看護師，保健師が情報
を共有し，また，一郎さんが自分に対する妻の思いを知る機会もつくり，一郎
さんとも情報の整理と共有を行った。ケアマネジャーや看護師は，自身の立場
や責任から一郎さんの受診を求めてしまっていたが，本人の思いや価値を考慮
した上で，家族の意向も考慮しながら，支援していくことが重要であったとい
えよう。

　保健師についても，単に精密検査が必要であると伝えるのみでは，受診行動
につなぐことができない場合がある。さまざまな考えや思い，価値に左右され，

すぐに受診行動に移せない人もいるからだ。その際には，言語化されていない真の思いや価値を引き出す支援も必要である。

参 考 文 献

- サラ T. フライ，メガン–ジェーン・ジョンストン（片田範子，山本あい子訳）（2010）：看護実践の倫理—倫理的意思決定のためのガイド，第3版，日本看護協会出版会，p.7-17.
- 日本看護協会（2021）：看護職の倫理綱領.
  〈https://www.nurse.or.jp/nursing/practice/rinri/rinri.html〉
- 厚生労働省（2021）：がん予防重点健康教育及びがん検診実施のための指針.
- 濱ノ園真樹，荒木祐子，他（2014）：追跡対象者の精密検査受診行動に関連する促進要因の分析. 人間ドック，29（3）：496-502.
- 高鳥毛敏雄，山本繁，他（2005）：胸部レントゲン検診実施に基づく野宿生活者の結核対策の実践的検討. 社会医学研究（*Bulletin of Social Medicine*），No. 23：47-52.
- 田伏洋治，野田美恵，他（2014）：受診案内書をもとにした看護師による精査受診行動支援の重要性. 人間ドック，29（5）：731-736.

被災地の医療者支援において生じた倫理的課題
——施設職員の負担軽減と施設利用者の権利保護,どちらを優先すべきか

事例紹介

　災害看護専門看護師（以下，CNS）は，ある激甚災害*に指定された地域に立ち上がった災害時保健医療調整本部で，被災地の支援調整を行っていた。災害発生から5日が経過していたが，その地域ではまだ，広範囲にわたって電気，水道，ガスのライフラインが途絶していた。

　その地域にある介護老人保健施設Aには，入所80名，通所50名の利用者がいた。同じ敷地内には特別養護老人ホーム（入所50名）もあり，地域福祉の拠点を担っていた。災害発生時，施設は満床，建物被害はほとんどなかったため，通所の利用者はお断りしていたが，入所の利用者はそのまま施設内で生活していた。ライフラインの途絶に加え，周辺地域に一部道路の寸断があり，

memo

*激甚災害[1]

　大規模な地震や台風など著しい被害を及ぼした災害で，被災者や被災地域に助成や財政援助を特に必要とするもの。激甚災害に対処するための特別の財政援助等に関する法律（激甚災害法）に基づいて政令で指定される。指定されると，国は災害復旧事業の補助金を上積みして，被災地の早期復旧を支援する。地域を特定せず災害そのものを指定する「激甚災害指定基準による指定（本激）」と，市町村単位での指定を行う「局地激甚災害指定基準による指定（局激）」の2種類があり，内閣府に置かれる中央防災会議が指定・適用措置の決定を行う。

出勤できない職員も多く，通常より少ない人数で対応していたため，職員の疲労度はピークに達していると推察された。

　災害時保健医療調整本部では，施設 A の職員の負荷軽減のために，入所利用者を他施設へ搬送する計画を立てていた。搬送手段としては，道路の寸断などからヘリコプターを予定しており，翌日から天候不良が見込まれていたため，搬送を行うなら本日中に決行するしかなかった。本部長は CNS に，本日中に入所利用者 4 名の他施設への搬送を計画していることを伝え，搬送する利用者の選定を早急に始めるよう，施設側への連絡を指示した。

　CNS は，すぐに電話で本部長から指示された内容を施設側に伝えたが，施設職員は，「2 日前に体調が悪い利用者さんを 2 名搬送していただきました。現時点で体調が悪い方はいませんので大丈夫です」と，その申し出を断った。CNS は，体調不良者の搬送に限らず，今回は職員の負荷軽減のための搬送であることを説明したが，「そうでしたらなおさら結構です。確かに職員は少ないですが，近所の方々も湧き水を汲むとか，食料を持ってきてくれるとか，協力してくれていますし，どうにかやっています」と，かたくなだった。

　CNS はいったん電話を切り，本部長にその旨を報告した。本部長は，「明日，『やっぱり搬送してくれ』といわれてもヘリは飛べないから，今日中じゃないと駄目なんだよ。あと数時間しかない。どうにか施設職員を説得して」といい，焦りが隠せない様子だった。

▌倫理的課題があるとアセスメントした理由

　CNS は，本部長の発言も一理あると納得したが，施設職員を説得して利用者 4 名を他施設へ搬送することが必ずしも得策とはいえないと感じていた。職員の負荷軽減という理由で利用者を他施設へ搬送することに対し，職員が倫理的ジレンマを感じているととらえたのである。さらに CNS は，施設職員からの申し出ではなく，本部側からの一方的な支援を押し通そうとしていることにも疑問を抱き，誰のための支援なのか整理する必要があると考えた。

　災害時保健医療調整本部の支援の対象は，① 施設 A に入所している利用者と，② 施設 A の職員の 2 つの集団であり，①の支援ニーズに対応した場合，

②に対しても間接的な支援につながるが，②への直接的な支援を行った場合，①に対する倫理原則が破られる可能性があり，施設職員が本部側からの申し出を拒否する原因はそこにあると結論づけた。

CNS が行った倫理調整

CNS は，Jonsen の 4 分割（p.109 を参照）[2] を応用し，利用者と施設職員それぞれについて整理した（表1，2）。

(1) 利用者と施設職員のそれぞれの意向を確認

CNS は，施設職員に再度電話し，施設職員は何を望んでいるのか，利用者は何を望んでいるのかを確認した。

施設職員は，確かに少ない人数で，ライフラインも復旧していない状況の中，ケアを続けるのは大変であるが，最後まで自分たちでケアを提供したいと話した。また，利用者とその家族も，知らない土地，慣れない施設に搬送されることは希望しておらず，よくわかっている自分たちにみてもらいたいといってくれていると話した。

さらに，全員を搬送するならばよいが，約 80 名の中から 4 名を選定することも負担であると語った。医療的なニーズの有無など，明確な基準があれば本人や家族に説明できるが，そうでなかった場合，本人や家族に納得してもらえる説明ができないというのがその理由であった。利用者に対する正義の原則が守れないことも明確となった。

(2) 実際の状況を確認するために調査チームを派遣

次に CNS は，本当に利用者に医療的ニーズはないのか，搬送しなかった場合の利用者と施設職員それぞれの QOL を確認する必要があると考えた。

電話で施設職員に現時点での生活状況を確認したところ，飲み水は近所の方々が湧き水を汲むのを協力してくれており，火をおこして一度沸かしてから提供している，また，食料も近所の方々や家族が提供してくれているため，お粥などの簡単なものをつくって提供できているとのことであった。利用者が服用している薬も数日分あり，おむつなどの衛生材料も在庫は十分あると答えた。

電話で確認した限りでは，利用者に医療的ニーズはなく，利用者と施設職員，

表1　施設利用者についての Jonsen の4分割表

医学的適応（medical indications）	患者の意向（patient preferences）
善行と無危害の原則 ・現時点で医学的介入の必要はない。 ・服用している薬はまだ全員分ある。 ・ライフラインが停止しているため，必要な水分・栄養が十分とれずに体調不良になる可能性はある。	**自律尊重の原則** ・全利用者ではないが（中には判断能力がない人もいるため），住み慣れたこの土地から離れたくないと意思表示している。 ・家族も，これまでみてもらっていたこの施設で継続してみてもらいたいと発言している。
QOL（quality of life）	**周囲の状況（contextual features）**
善行と無危害と自律尊重の原則 ・搬送された場合は，搬送先でこれまでと同様のケア（質・量）を提供してもらえる可能性が高い。 ・搬送された場合，場所・人など，環境の変化から心理的安全性が守られないおそれがある。 ・搬送されなかった場合，心理的安全性は守られる。	**忠実義務と正義の原則** ・搬送は全員ではなく4名のみである。 　―医療的ニーズの有無など，選定する基準はない。 ・ケアを提供してくれる施設職員は通常よりも少ない。 　―いつもより提供されるケア量は少ない。 ・近所，家族の協力が得られている。 　―水は，湧き水を沸かして提供されている。 　―食事は，簡易なものだが在庫と寄付で提供されている。 　―衛生材料（おむつなど）は在庫がある。

表2　施設職員についての Jonsen の4分割表

医学的適応（medical indications）	患者の意向（patient preferences）
善行と無危害の原則 ・少ない人数でのケア継続で疲労はある。 ・現時点で医学的介入が必要な職員はいない。 ・必要な水分・栄養・休息がとれずに体調不良になる可能性はある。	**自律尊重の原則** ・できる限り自分たちでみたいという思いが強い。 ・利用者のことをわかっている自分たちがケアすることが最善であるという自負がある。
QOL（quality of life）	**周囲の状況（contextual features）**
善行と無危害と自律尊重の原則 ・利用者が搬送された場合は，ケア度が低下し，負荷は軽減される。 ・搬送する4名を選定する心理的負担がある。 ・自分たちの都合で搬送される利用者や家族に対し，納得してもらえるような説明ができない（申し訳ない気持ちもある）。 ・近所や家族の協力を得て，地域とのつながりを実感できている。	**忠実義務と正義の原則** ・搬送は全員ではなく4名のみである。 　―医療的ニーズの有無など，選定する基準はない。 ・近所，家族の協力が得られている。 　―水は，湧き水を沸かして提供している。 　―食事は，簡易なものだが在庫と寄付で提供できている。 　―衛生材料（おむつなど）は在庫がある。 ・必要時に医療支援チームが支援してくれる。

それぞれ最低限の生活はできているようであった。しかし，本部長に納得して
もらうためにも，実際の状況をみる必要があると判断し，施設周囲の避難所ス
クリーニングに向かっていた医療支援チームに連絡をとり，施設Aの状況を
確認してくるよう依頼した。

状況確認に向かった医療支援チームからの報告では，利用者に緊急の医療的
ニーズはなく，施設職員も疲労はあるものの，医療介入が必要な職員はいなかっ
た。医療支援チームが訪問した際も，近所の方々が施設職員と協力して昼食の
支度をしており，「地域の結束が強く，外から来たわれわれが入り込む余地が
ないようにみえました。この表現が正しいかわかりませんが，どこか幸せそう
にさえみえました」と語った。

（3）限界を感じたときの窓口を提示

医療支援チームからの報告を聞いたCNSは，現時点で利用者を他施設に搬
送する必要はないと判断し，施設職員と利用者の意向を尊重することにした。
ただ，今後状況が変わることもあるため，利用者に医療的ニーズが発生したと
きはもちろんのこと，ケアの提供が限界と感じたときにはすぐに対応する準備
ができていることを伝え，その窓口を提示した。

（4）今後の支援の方向性についてブリーフィング

本部長には電話で得た情報と医療支援チームからの情報を併せて報告し，も
ともとこの地域の住民同士は結束が強く，ソーシャル・キャピタル＊＊が醸成
されていて，地域全体が自立しているので，もう少し様子をみていても大丈夫

— memo —

＊＊ソーシャル・キャピタル

近年，健康格差を減らして健康的な社会をつくる方法の一つとして，ソーシャ
ル・キャピタル（以下，SC）という概念が用いられている（社会資源ともいう）。
SCとは，人々の協調行動を活発にすることによって，社会の効率性を高めるこ
とができる，「信頼」「規範」「ネットワーク」といった社会組織の特徴で，物的
資本や人的資本などと並ぶ新しい概念である[3]。

SCとそこからもたらされる社会的サポート，組織参加，インフォーマルな社
会統制は，災害が起こる前の平時からの個人およびコミュニティーのもつ災害
への備えとレジリエンスを向上させると考えられている[4,5]。

であると説明した。本部長は「わかった」といったものの，どこか納得しきれていないようにみえた。

CNS は，その日の夕方のブリーフィングでこの事例について取り上げた。事例を共有した後，ブリーフィング参加者から意見を求めた。

実際に施設 A をみてきた医療支援チームリーダーは，「言い方はよくないのですが，よそ者を受け付けないというような感じでした。でも，無理しているようにもみえませんでした。支援の申し出を断られると，自分たちが拒否されたような感覚に襲われますが，自立して生活できているのはむしろよいことだと思います」と述べた。

さらに他の参加者からは，「『われわれがやりたい支援』ではなく，『当事者が必要としている支援』を行うのが本来です。災害急性期ではある程度，こちらから，『これが必要だろう』と推測して支援するしかありませんが，すでにそういう時期ではないのかもしれません」という意見があった。

そして，これまでは災害急性期であり，先方からの要請を待たずに物資を供給する「プッシュ型支援」を進めていたが，発災から 5 日が経過し，状況確認ができるようになってきているため，今後は，情報をとらえてニーズを把握した上で物資を供給する「プル型支援」に方針を転換する時期になっていることを参加者全員で確認した。

本事例の振り返り

本事例は，被災地医療者の支援において生じた倫理的課題であった。被災地医療者は自ら被災しながらも，自身の使命を果たすべく，その対象にケアを提供している。被災地医療者を直接的に支援しようとすると，その対象にしわ寄せが来るおそれがあり，そのことが被災地医療者の倫理的ジレンマとなっていた。

災害急性期の支援は，状況把握が不十分なことから，先方からの要請を待たずに物資を供給する「プッシュ型支援」となることが多いが，災害急性期では「仕方のないこと」ととらえ，そのことが被災地医療者にとって倫理的ジレンマになるとは考えが及んでいなかった。実際に被災地医療者を支援することで，

その対象にもよい結果をもたらす可能性もあり，施設職員の負担軽減と施設利用者の権利保護のどちらを優先するべきかを慎重に検討する必要があったが，この複雑な状況を Jonsen の4分割を応用し，被災地医療者とその対象のそれぞれについて整理することで，最善の解決策を見出すことができた。

　また，災害対策本部からの支援の申し出を被災地医療者が断るということがあった。災害時の支援でよくあることだが，支援の申し出を断られる，あるいは支援の必要がない状況は，支援がなくても自立できている状況であるが，支援側は「拒否された」という思いに駆られ，支援者ストレスの一因ともなる。しかし，ブリーフィングでタイムリーに事例を共有し，意見を出し合う中で，「本来の支援は，『支援する側がやりたいこと』をするのではなく，『支援される側が必要としていること』をする」という本質に気づくことができ，自分たちが拒否されたのではなく，「プル型支援」に方針転換する時期になったという災害フェーズに沿った支援のあり方にも気づくことができたのである。

引用・参考文献

1) デジタル大辞泉：激甚災害．小学館．
2) Jonsen, A. R., Siegler, M,. Winslade, W. J.（赤林朗，藏田伸雄，児玉聡監訳）(2006)：臨床倫理学—臨床医学における倫理的決定のための実践的なアプローチ，第5版，新興医学出版社．
3) 相田潤，近藤克則 (2014)：ソーシャル・キャピタルと健康格差．医療と社会，24 (1)：57-74．
4) 川脇康生 (2014)：地域のソーシャル・キャピタルは災害時の共助を促進するか—東日本大震災被災地調査に基づく実証分析—．*The Nonprofit Review*, 14 (1)：1-13．
5) 矢野栄二 (2015)：公衆衛生システムの改善による地域の災害レジリエンス向上．学術の動向，7月号：56-63．

調整が必要とされる
倫理とは何か

CNSによる「倫理調整」とはどのような実践か

1）倫理的課題を認知するきっかけ

　CNSが倫理調整の必要性を判断するに至るきっかけには，いくつかのパターンがある。病院・施設であれば，まず，あらかじめ倫理的課題があると病棟看護師や医師が気づいていて，その上でCNSに相談あるいは介入を依頼するというパターンがある（例：第2章のCase 7, 15, 16）。たとえば，Case 7では，「徘徊」を繰り返す認知症患者の行動を制限するような抑制をすることについて，「安全を守る」ためのケアであると説明しながら，病棟看護師は納得しきれないでいる。その状態を看護師は，倫理的課題があると明確に認識するのではなく，「もやもやした思い」があるとCNSに相談する。普段は病棟にいないこともあるCNSと話す機会が，その不全感や不快感の所在を認識するきっかけとなり，倫理的対立（コンフリクト）に気づくのである。CNSもまた，看護師との対話の中で彼らが倫理的課題を「感じている」ことに気づき，介入の必要性があると判断する。また，感染症は偏見や差別を引き起こす可能性がある。本人は事実を意図的に隠したり，医療者や関係職種を避けたりすることもあれば，周囲からの偏見を感じ，スティグマを訴えることもある。こうした課題に対する適切な対応策を見出すことに苦慮した医師や看護師が，何が倫理的課題となっているのかを明確にし，意思決定を支援する能力があると見なされたCNSに相談するのである。

　看護師がCNSに倫理的課題について相談をするとき，その課題を明確に特定しているとは限らない。むしろ看護師は，その課題を「もやもやした思い」「すっきりしない感じ」「イライラ感」などのような不全感や不快感として認識し，CNSに相談する。そして，その感覚の原因を分析する過程で倫理的課題に気づくこともある（例：Case 8, 14, 20）。

　一般病棟では，普段，精神疾患や発達障害などの患者と接することが少ないため，そうした患者への関わりを難しいと感じることが多い。ケアしたくてもうまくいかないことが続くと，自身の考える「最善のケア」を優先してしまい，

患者の自律性が阻害されることもある（Case 8）。また，Case 20 のように，倫理的課題への対処が必要だと予測しておらず，役割，業務，ケアを調整しようとしたところ，倫理的判断が必要になるということもある。

　さらに，誰のための選択なのか（例：Case 11，17 ～ 19），本人が語っていない思いがあるのではないか（例：Case 1，4 ～ 6，12），意思決定に必要な情報提供やケアが受けられているのだろうか（例：Case 2, 3, 9, 10）といった，意思決定の場面が，そもそも倫理的課題を認知するきっかけとなっている。

　突然の受傷や発症によって，本人に判断能力がないとされたとき，家族や代理意思決定者は本人の意向を推測しながら，本人に代わって意思決定する。これが「代理意思決定」である。一方，事前に本人との話し合いが全くなされておらず，本人の意向が推測できないとき，家族は「最善の選択」を求められる。本人の意向が推測できるか否かにかかわらず，本人が受ける治療，あるいは治療の中断を選択するのは家族である。このとき，「本人の代わりの意思決定」なのか，「家族にとってよい意思決定」なのかが問われ，CNS はこの点に倫理的課題を見出している。

　本人や家族の意思決定，治療選択の過程に対する漠然とした疑問，適切な情報提供がされたのかという疑念が生じたとき，実際には医療者自身が患者の倫理的意思決定を阻害している可能性に気づくということもある。看護師は，本人や家族が十分に話し合って意思決定したのか，本当に治療を受けなくてよいのか，あるいは受けるのかといった疑念を抱くことがある。これは，その看護師と患者本人や家族との信頼関係が十分ではなく，看護師が本人の意向を理解していないときに生じる。本人や家族の決定事項に対して漠然とした不安や疑惑を抱くと，「医師は十分に説明したのか」「外来では情報提供したり，患者や家族と話し合ったりしたのか」というように，他部署，他職種への疑念につながる。つまり，本人や家族の意思決定そのものに倫理的課題があるのではなく，専門職種間の，あるいは部署間のコミュニケーションの不十分さが課題になっているのである。本人や家族の意思が揺れ動くのは必然である。それにもかかわらず，その揺れ動きを「意思決定できていない」と批判する場面に出会ったとき，CNS は状況を俯瞰し，明らかな倫理的課題が存在しないにもかかわらず，医療者側のコミュニケーション不足が意思決定支援を阻害している可能性に気

づくこともある。

2)「倫理調整」という実践プロセス

(1) 話を聴く

　倫理調整に至るプロセスはさまざまであるが,倫理調整が関係する人々の「話を聴く」ことから始まるということ,また,目標が患者あるいは当事者(以下,本人)あるいは家族などの代理者の,さらには,看護師ら専門職者の「意思決定」であるということは共通している。意思決定は,いずれの事例においても本人の権利擁護を前提とし,本人,家族,看護師や医師や介護職といった専門職などとの間で共有しようとするものである。すなわち,シェアードデシジョンメイキング(shared decision making;SDM)である。本人の権利擁護を志向することは,関係する人々にとって共有可能なことであり,ケアの目標やアウトカムの共有につなぐことができる。また,本人と家族,本人と専門職者,専門職種間の見解や価値観の相違をことさらに取り上げるのではなく,「本人の価値観」とその価値観を分かち合うことに焦点化することで,オープンで率直なコミュニケーション,適切で効果的なコミュニケーションが促進でき,倫理的課題を引き起こしている複雑に絡み合った事柄を整理しやすくするのである。

(2) 倫理的意思決定の前に, 代替案の提示や専門職種間の調整を行う

　第2章で実践事例を紹介した CNS らは,倫理的な課題に出会ったとき,すぐに意思決定支援をするのではなく,まず症状マネジメントや気持ちの整理,情報提供,代替案の検討と提案などを行っていた。症状緩和目的での鎮静(セデーション;sedation)が検討されていた Case 1 では,鎮静するかどうかについての本人の意思を確認するのではなく,まず「耐えがたい苦痛」を理解し,その苦痛を緩和することを優先させていた。また,Case 13 では,現在の病状を本人に伝えるとともに,症状マネジメントを目的とした生活における禁止事項を指導するのではなく,本人が望む生活を送るための方法を提案していた。そうすることで,本人の「やってみようかな」という気持ちを刺激し,かたくなに自己流を通すのではなく,医療者の言葉に耳を傾けるようになり,結果として本人の利益につながっていた。

　臨床の場では，専門職一人一人の個人的価値と，専門職としての価値の対立がしばしばみられる。Case 2 は，多くの関係者の価値が対立し，本人の意思決定を阻害していた。また，Case 12 は，治療を拒否した本人と，医師としての専門職的価値の対立が顕著に表れた事例である。看護師，医師，その他の医療従事者，介護職などの専門職間で生じる価値の対立は，しばしば本人の意思表明や意思の実現の障壁となる。これを解決するために，職種間で話し合ったり，患者や家族の考えを共有したりする必要がある。

　しかし，このような話し合いの場を設けても，調整が難航することがある。意思決定の場面に関わったことのある看護師ならば，「誰の意思を優先させればよいのだろうか」と悩んだ経験が，少なからずあるのではないだろうか。Case 14 は，感染の拡大を防止するという公共の利益と最善のケアを受けるという個人の利益との間で逡巡し，Case 15, 19 は，公共の利益からみれば明らかに感染症の拡大防止策を講じることが重要であるにもかかわらず，本人の思いに寄り添うことで個人の利益をも守ろうとしていた。また，Case 4, 7, 8 は，判断能力の不足／欠如した本人と，他の患者や家族の利益の優先性を問うような課題だった。さらに，Case 20 は，医療者支援を優先しようとする災害時保健医療調整本部と，ともに被災した入所者へのケアを優先させる施設側との支援内容の調整が課題だった。いずれの実践事例も，公共の利益を考慮しながらも個人（あるいは支援対象の組織）の利益を守ることを諦めることなく，関係する人々が納得できるような代替案を検討し続けていた。

(3) 倫理的意思決定を支援する

　判断能力の不足／欠如という点では，意識のない状態，乳幼児や胎児といった子どもの意思を，さまざまな選択場面で反映させるかについても，難しい課題として提示された。近年では，アドバンス・ケア・プランニング（ACP）や「終活」などの概念が普及しているものの，実際に日常的に人生の最終段階について話し合っている人は限られている[1]。その上，どのような状況のときにどのような治療を望むのかについて，予測しうる状況すべてについて話し合っておくことは，ほとんど無理である。Case 9 では，突然の事故で意識がない状態に陥り，家族（妻）がその治療選択を迫られ，子どもの意見を聞きながら代理意思決定をしていた。また，Case 5, 10 は，いずれも子どもの考えや思

いを大切にし，子どもの意見を反映させた意思決定にしようとする実践だった。親が子どもの意見や考えを代弁するのは，よくみられる光景である。しかしながら，子どももまた，子どもなりの考えや覚悟をもっており，Case 5，9，10はいずれも，その考えを根気強く引き出し，意思決定につなぐ実践として示されていた。

　本人と家族，本人と他専門職との価値の対立がみられたとき，多くの実践事例において看護師は，本人の価値や権利を優先させる。しかし，Case 18のように，複数のケア対象者に出会ったときには，いずれの権利を優先させればよいのか，迷うだろう。家族形成期にあるため，障害や虐待という重大なリスクを回避しようとすることで，新たな家族を育む可能性を断つことになる。一方で，障害を抱えて生まれてくること，虐待を受ける可能性があるにもかかわらず親と生活することを，ものいわぬ（いえぬ）子どもがどのように考えるかは，定かではない。乳幼児／胎児の意見を代弁することは誰にもできないが，それでもなお，子どもの権利を考慮し，親の意思を明確にする支援が示されていた。

▌3）CNS による「倫理調整」

　先進諸国では，これまで述べてきたような「倫理調整」に近似する実践を「倫理的意思決定」（ethical decision making）と呼んでいることが多い。しかしながら，これまで述べてきたことから，倫理調整として行われているCNSの実践は，単に本人や家族の倫理的な意思決定を促進，支援することだけを意味しているわけではないことが明らかである。

　まず，本人や看護師，医師の話を聴き，次に倫理的課題がなぜ生じているのかをアセスメントすることがあげられる。このとき，何人かのCNSは，BeauchampとChildressの生命医学倫理における4つの倫理原則[2] やJonsenの臨床倫理の4分割[3] など，アセスメントや判断のための枠組みを参照している。

　次に，症状マネジメントや代替案の提示など，本人のニーズに即した直接的ケアを行う。これらを前提として，倫理的課題について本人や家族，看護師や医師などの関係者が話し合う場を設けたり，互いに話し合うよう提案したりする。本人の意思決定は，こうしたプロセスを通して行われていた。

　一方，本人や家族に明らかな倫理的課題があるとはいえない状況でも，アセスメントや判断のための枠組みが使用され，CNS は「倫理調整のための実践」をしていた。このような状況で問われていたのは，一つには本人が望む人生に近づけるために必要とされている支援である。本人に十分な判断能力が備わっていても，看護師としての倫理，あるいは個人としての価値観との相違が容認しがたいとき，CNS は「本人にとっての最善とは何か」を検証する。このとき，看護師あるいは医療者の関わりが本人にとって不利益となっていないか，正しい情報が十分に提供できているか，自律を尊重しているかなど，自らの行為や態度を専門職としての倫理に照らして判断し，その上で倫理原則を参照しながらアセスメントしていたのである。

　また，本改訂版では，ケア提供者や支援者が「やりたいケア」「考えるケア」を提供するのではなく，相手（本人）が何を望んでいるのか，どのようなケアや支援を求めているのかを考えることの大切さが改めて示唆された。倫理調整は，何が正しいのか，どうすることがよりよいことなのかを医療者側が考えるだけではなく，むしろ患者，家族をはじめとする支援対象者本人が何を望むのかを中心にして，すれ違う思いや目標をすり合わせていくことであるといえる。

　そして，倫理調整は，単に倫理的意思決定を意味しているのではなく，看護師，医師などの専門職としての倫理や個人としての価値観の調整を含む，より広い概念であるといえるだろう。

 倫理的実践へ向けて

1）看護職が倫理的実践を行う上でのヒント

　ここでは，第 2 章で示された CNS の実践，そして，CNS に相談や依頼をした看護職の気づきとその振る舞いを通して，看護職にとってヒントとなることをいくつか示したい。

(1) 看護職を突き動かす原動力

　本書は CNS の役割の一つである「倫理調整」をテーマにしているが，第 2

章で示されたその実践は，はたして CNS にしかできないものなのだろうか。CNS は混沌とした事象を俯瞰的にとらえ，（特に，他から相談された場合）立場上，客観的な視点で，かつ，やっかいな感情に付きまとわれることなく，さまざまな職種と忍耐強く，患者にとっての最善を目指して，コミュニケーションを図り続けていた。こういったスキルは，確かに新人の看護職には難しいことである。このような俯瞰的な見方や臨床現場で多職種と友好的な関係性を築き，必要に応じてそれを活用し，さまざまな価値をもつ専門職同士で対話し続けることは，ある程度の臨床経験と熟練を要するだろう。

　しかし，多くの看護職は明瞭に言語化できるかどうかは別として，また，CNS と同様の，先を見越した筋道の通った段階を踏んだアプローチを用いないとしても，看護職としての自らの内に湧き上がる倫理的問いを自覚し，その倫理上の課題を何とか見極め，患者にとっての最もよいことを実践しようとすることは可能であると思うし，現実には実践しているのではないだろうか。

　まず重要なのは，看護職を突き動かす原動力である。何が看護職を突き動かすのか。さまざまな異なる価値や考えをもつ専門職同士でも，なぜ協働が可能なのか。それは，たとえどんなに患者にとって厳しい状況であったとしても，患者の望む生活や人生を送ることができるように，医療専門職として患者の福利のために最善を尽くすという原動力があるからであり，かつ，それが立場を超えて大きな目標として共有できるからである。ベナー[4] は，よい実践者であるためには，患者の苦境に心が動かされ，人間として対応することが必要であると述べている。第 2 章の実践事例に登場する相談者や CNS は，まさに患者の権利を守り，福利を実現しようという，その原動力に突き動かされていた。

(2) 患者の日常倫理への問い

　ヘルスケアの場で，"everyday ethics" という表現がよく使われるようになってきた。ヘルスケアにおける日常の倫理的課題というのは，患者ケアにネガティブに影響しうるような不確かさや葛藤の源であり，日々生じているものである[5,6]。まさに看護職が患者や家族と関わる毎日の実践において生じるものである。そもそも日常倫理というのは，生や死に関する問いだけではなく，日々の生活の中で他者とどのように暮らし，関わっていくか，に関連していることといえるだろう。日常倫理は，個人が毎日の生活で経験することの一部でもあ

り，必ずしもその性質上，倫理として分類され，表現されるものではなく，倫理的課題自体が1つにわかりやすくまとまっているわけではない。そのため，倫理的側面が明瞭にはならず，また，さまざまな文脈から生じ，システムあるいは組織上の問題の結果である場合もあると指摘されている[7]。

　実践事例の中で描かれている，CNSの倫理的問いや，CNSに相談や依頼をした看護職の相談に至った経緯やそのときの倫理的問いを改めて思い出してほしい。そこには，価値，義務や責任，人を尊重することに関連するような不確かな状況があり，多くのケースでは，専門職としての意思決定や患者に福利をもたらすケアの根底にある「善なのか」あるいは「悪なのか」という核心をつくような倫理的問いが生じていたのである。ただ，必ずしも看護職がそのように言語化できていたとはいえない。むしろ，「何か変だ」「もやもやする」「これでよいのだろうか」という混沌の中にいた。

　第1章でも述べたように，倫理的問いが最も重要なのである。これら実践事例を読めばわかるように，まさに日常の実践で違和感をおぼえたその問いから，すべてが始まっているのである。問い続けるためには，臨床で働く看護職としては，患者にとっての日常とは何なのかということを常に考えていくことが大切である。たとえば，病院というフィールドは，病院で働く看護職にとっては日常である。しかし，患者にとっては非日常の空間にほかならない。そういった視点に立ち，患者からみえている現実あるいは患者がとらえている現実と，看護職がみている現実あるいは看護職がとらえている現実が異なっていることを意識することで，患者の日常倫理への問いに自覚的になることができる。

(3) 倫理的視点で事象をとらえる

　次に，倫理的課題を考えるに当たって，倫理的視点で事象をとらえることの重要性が，CNSの実践から示されていよう。

　CNSのファーストアプローチをみてみると，ポイントが2つある。一つは，患者（あるいは患者と家族）の視点に立って物事をとらえてみること，2つ目は，看護職の内に湧き起こる感情は何に由来するのか，何に葛藤しているのかを見極めることである。この2点が，CNSの実践を通して，重要な倫理的視点であると思う。患者の視点に立って物事をとらえる場合に，倫理原則を用いる者もいれば，Jonsenの4分割を頭に思い描く者もいるし，特にそういった

道具を使わない者もいるだろう。看護職としていろいろな引き出しをもつことには意味があるので，自分が患者の視点に立ち，思考を巡らせるためには，どのような手法や道具が必要なのか，考え，準備し，そのような思考ができるよう，日々，訓練し，意識しておくとよい。

　次に，看護職（相談者あるいは自分）の中に湧き起こっている感情の由来を見極めることである。看護職，同僚，あるいはそれ以外の職種の個人的な価値によるものなのか，専門職としての守るべき義務や責任といった専門職の倫理に関することなのか，患者にとってのよいことが実現できていない，というものなのかなどを判断することである。もやもやする感情は複雑であり，事例の中には，そのもやもやする感情が何なのかがわからない看護職も登場している。CNS は，その感情がどのようなものに起因するのか解きほぐすようなアプローチをしていた。他者からのアプローチによって，自分の感情が整理されるのはよくあることである。特に看護職に限らず医療専門職は，客観的にアセスメントすることが常に求められる反面，患者やチームメンバーと向き合う自分の感情にはあえて触れないようにすることがあると思う。しかし，臨床で倫理を考えるとは，まさに患者に関わる看護職の心が揺さぶられることであり，その揺さぶられている自分の感情が何に起因するのか，見つめ，意識していく必要がある。この見極めがなぜ重要かというと，看護職自身の中に湧き起こる感情が何に由来しているのかが明瞭になることは，それがどのような倫理上の課題であるのかを見極めるのにつながっていくからである。看護と倫理に関する文献はますます増えているが，それらの多くにおいて，倫理的課題を明確にすることの重要性が指摘されている[8]。

　もやもやする感情や葛藤の源が，専門職の倫理に関することにあるのか，患者の倫理に関することにあるのか，そのことの見極めは重要である。専門家の知識や技術は道具としての知識であり，私たちがその時どきの目標をどうすれば達成できるのか，そのための方法を教えてくれる。しかし，専門的知識や技術は，それだけでは私たちが何を目的とすべきかは，教えてくれない[9]。専門職の倫理，たとえば，国内外の職能団体が示す倫理綱領は，広く一般の人々へ看護職の責務を公にし，明確に規定するものである。第1章でも述べたように，看護職の倫理と患者の倫理は違う場合がある。そのため，時には専門職の倫理

が，看護職の倫理的な思考を抑制する場合もある。なぜなら，善や悪が一連の規則や倫理綱領という観点で単純に定義されるなら，看護職の仕事はそれにただ従うことであり，患者と向き合い，いかに行動すべきかを考える機会もその必要性もなくなってしまうからである[10]。

2)「倫理調整」という実践の課題と展望

最後に，本書で取り上げてきた CNS の「倫理調整」という実践の課題と今後の展望について，以下の 2 点について述べたい。

(1)「倫理調整」という実践は，他職種やチームメンバーにどのように認識されているのか

「初版序」で触れたように，編者らが本書をまとめるきっかけになったのは，2015 年 11 月 29 日に企画した，第 27 回日本生命倫理学会年次大会(千葉大学)での「専門看護師（CNS）によって調整される倫理とは何か？」[11] というワークショップである。3 名の CNS が「倫理調整」としての自身の実践を語り，調整される倫理についてフロアの参加者と議論した。看護職はもとより，多分野の専門家が本ワークショップに参加し，質問が交わされたが，その中で編者らが最も重要な質問と感じたのは，「この CNS の倫理調整について，他の職種，あるいはチームメンバーは知っているのか」というものであった。質問者は，3 事例における CNS のアプローチの素晴らしさを感じるとともに，その一方，当該患者を中心とした治療やケアという全体像の中で，この CNS の「倫理調整」という実践が，どのように位置づけられ，他の専門職種やチームメンバーがどのように認識し，協働したアプローチであったのかが知りたかったのではないだろうか。まさに核心をつく質問であったと思う。

本書第 2 章で示された CNS の「倫理調整」という実践は，患者（あるいは患者と家族）の権利を守り，福利を実現するために，重要なアプローチであったと確信している。しかしながら，CNS に相談や依頼をしてきた看護職以外の，ともに働くチームメンバーや他職種の中で，その実践がどのように理解されているのか，そういった面は，あまり意識的ではなかったように思う。いくつかの事例では，さまざまな職種が関わる中で，CNS によるアプローチが展開さ

れている。そういったことを通して，他職種やチームメンバーは CNS の「倫理調整」という実践を知ることになるという言い方もできるかもしれないが，おそらく個々の実践家の理解の仕方はさまざまであり，それでは十分ではないように思う。

　CNS が倫理上の課題があると思った事象について語り，「倫理調整」と呼ばれる実践の具体的な内容や，それら課題に対して自分たちにできることは何か，その実践により何がどのように変化したのかといった，「CNS としての見方と実践」をもっと積極的にさまざまな形で示していけば，臨床現場において患者や家族との日常ケアの中で倫理的視点で事象をとらえることの意味と，CNS の役割が，より明確になっていくと思う。「積極的に示していく」というのは，CNS が中心になるということを意味してはいない。第 2 章の実践事例から，病棟看護師などから相談を受けて CNS の関わりが開始されたケースでは特に，CNS は自分が中心になるのではなく，相談者（あるいはチームメンバー）が，どのように倫理的な側面にアプローチできるかをともに考え，彼らが自ら倫理的課題へと向き合い，行動していくことができるようにサポートしていた。

　柄谷[12] は，道徳や倫理について述べながら，大切なのは，言葉遣いにこだわるのではなく，それによって何がいわれているかを区別することであると指摘している。看護職であれば，「倫理調整」という言葉が，CNS の 1 つの役割を示すものであるという認識をもっているかもしれないが，広く他職種が同様に認識しているとは限らない。

　倫理上の課題があるかもしれないと CNS に相談してくる人物が，必ずしも看護職でなければならない理由はない。医師でも医療ソーシャルワーカー（MSW）でも臨床心理士でも，誰でもかまわない。しかし現実には看護職からの依頼が大方と思う。

　CNS による「倫理調整」という実践が，まさに患者（あるいは患者と家族）の権利を守り，患者の福利を最大限目指し，実現しようという営みであるという実践の意味とその具体的行動，もたらされる患者への福利の評価が言語化されることで，この「倫理調整」という実践に，他職種から関心がもっと寄せられると思う。専門性を高めることの重要性はいうまでもないが，看護専門職の共同体にとどまらず，それ以外の協働する専門職に積極的に知らしめ，実践を

示していくことで，真の意味で協働を基盤にした「倫理調整」という実践ができるのではないだろうか。「倫理調整」という言葉にこだわるというよりは，その言葉が指し示す具体的な内容やその実践が必要であること，そしてなぜ必要なのかという意図について，明確にし，他職種にわかりやすく表現していくことが，さらに求められると思う。

(2)「倫理調整」という実践とその手前にあること

編者らが本書の企画をするに当たって，CNS による「倫理調整」という実践の具体的内容として考えていたことの中核は，「患者（胎児や乳幼児も含む）」の倫理を実現するためのアプローチであった。患者（胎児や乳幼児も含む）の倫理が守られていないときに，どのようにそれを守っていくのか。つまり，患者が自身の価値観や理念に基づき，考えたり選択したり行動したりできるように，患者の権利を守り（本人がそうできない場合は，本人にとって最善の利益がもたらされるようにする），患者にとっての最善の福利となることは何かを考える営みであり，それを実現するためのアプローチと考えていた。

本章①節の3)「CNS による『倫理調整』」で示されたように，CNS の実践事例から，「倫理調整」というのは，「単に倫理的意思決定を意味しているのではなく，看護師，医師などの専門職としての倫理や個人としての価値観の調整」を含んでいた。編者らが当初考えていたより，広い範囲のアプローチを射程に入れていることが明らかとなった。特に実践事例を通して感じたこととしては，患者に関する倫理的課題の調整というよりは，むしろ医師との関係性などを含む，協働（コラボレーション）における課題も大きかったように思う。つまり，そういう協働の課題があることで，逆に，患者にとって十分かつ適切なアプローチがなされないという性質の問題である。Hamric[13]は，高度実践看護師(APN)の役割として「倫理的意思決定」をあげ，その項目の中で，「専門職間の障壁」について述べ，「倫理的問題の解決を探求する前に，お互いを尊重しあい，オープンコミュニケーションを確立する必要がある」と指摘している。

第2章の実践事例を通して，倫理的課題は何かという本質的なことが問われるもう少し手前の段階で，看護職が現場で医師や他職種との関係性や医師の判断について悩んでいたり，患者に対する治療の目標が共有されていなかったり，専門職間でのコミュニケーションが十分とれていない状況などに直面して

いることが，まず課題となっていることが多かった。CNS に相談することは1つの選択肢ではあるが，すべての施設に CNS がいるとは限らないので，その渦中にいる看護職が一歩踏み出す勇気と，その看護職を鼓舞するような先輩や管理者の支援が必要とされよう。

　倫理的問いは毎日の患者ケアの中で生じるものでもあるが，仲間との協働においても生じるものである[14]と指摘されている。倫理とは，第1章冒頭でも述べたように，人と人とが関わり合う中での守るべき道理だからである。ただし，それらすべてを倫理的課題であると表現したり，ひっくるめて「倫理調整」という言葉を使用すると曖昧になる。倫理的課題といったときに，それがどのような事象を指しているのか，専門職の協働に関することに端を発している課題なのか，患者の権利が守られていないという課題なのか，などが焦点となるのである。重要なのは，今，生じている課題がそもそもどのような類のものであるのか，その見極めを十分にすること，倫理的課題，あるいは，「倫理調整」と表現することによって，人に何を伝えたいのか，説得力ある説明と意味内容を示すことではないだろうか。

引 用 文 献

1) 厚生労働省人生の最終段階における医療の普及・啓発の在り方に関する検討会 (2018)：人生の最終段階における医療に関する意識調査報告書.
　〈https://www.mhlw.go.jp/toukei/list/dl/saisyuiryo_a_h29.pdf〉

2) Beauchamp, T. L., Childress, J. F. (2013)：Principles of Biomedical Ethics, 7th ed., Oxford University Press.

3) Jonsen, A. R., Siegler, M., Winslade, W. J. (2015)：Clinical Ethics：A Practical Approach to Ethical Decisions in Clinical Medicine, 8th ed., McGraw-Hill Education.

4) パトリシア・ベナー（早野真佐子訳）(2004)：エキスパートナースとの対話―ベナー看護論・ナラティブス・看護倫理, 照林社, p.268.

5) O'Mathúna, Dónal P. (2011)：The place of dignity in everyday ethics. *Journal of Christian Nursing*, 28 (1)：12-18.

6) Mitchell, C. （小西恵美子, 宮内信治訳）(2017)：倫理的な看護実践が試されるとき. 日本看護倫理学会誌, 9 (1)：67-78.

7) Ulrich, C. M., Taylor, C., Soeken, K., O'Donnell, P., Farrar, A., Danis, M., Grady, C. (2010)：Everyday ethics: ethical issues and stress in nursing practice. *Journal of Advanced Nursing*, 66 (11)：2510-2519.

8) Yildiz, E. (2017)：Ethics in nursing: a systematic review of the framework of evidence perspective. *Nursing Ethics*, (November 22)：1-12.

9) ヘルガ・クーゼ（竹内徹, 村上弥生監訳）(2000)：ケアリング―看護婦・女性・倫理, メディカ出版, p.71.

10）Brecher, B.（2014）：'What is professional ethics?'. *Nursing Ethics*, 21（2）：239-244.

11）第27回日本生命倫理学会年次大会抄録集，p.13.

12）柄谷行人（2000）：倫理21，平凡社，p.2.

13）Hamric, A. B., Hanson, C. M., Tracy, M. F., O'Grady, E. T.（中村美鈴，江川幸二監訳）（2017）：高度実践看護：統合的アプローチ，へるす出版，p.355.

14）Kangasniemi, M., Pakkanen, P., Korhonen, A.（2015）：Professional ethics in nursing：an integrative review. *Journal of Advanced Nursing*, 71（8）：1744.

索　引

編者略歴

鶴若麻理（つるわか・まり）

2003年　早稲田大学大学院人間科学研究科博士後期課程修了
2004年　早稲田大学人間総合センター助手
2007年　聖路加国際大学大学院看護学研究科　基盤領域（倫理学・生命倫理）助教
2010年　同大学大学院看護学研究科　基盤領域（倫理学・生命倫理）准教授
現　在　同大学大学院看護学研究科　生命倫理学・看護倫理学分野教授／
　　　　同大学公衆衛生大学院兼任教授
　　　　博士（人間科学）

長瀬雅子（ながせ・まさこ）

2001年　北里大学大学院看護学研究科修士課程修了
2010年　龍谷大学大学院社会学研究科博士後期課程修了
現　在　順天堂大学医療看護学部成人看護学先任准教授
　　　　博士（社会学）

看護師の倫理調整力 第2版
専門看護師の実践に学ぶ

2018年 5 月 1 日　第1版第1刷発行　　　　　　　　　　　　＜検印省略＞
2020年 8 月 1 日　第1版第3刷発行
2022年11月25日　第2版第1刷発行

編　者　**鶴若麻理・長瀬雅子**

発　行　**株式会社 日本看護協会出版会**

　　　　〒150-0001　東京都渋谷区神宮前 5-8-2　日本看護協会ビル 4 階
　　　　〈注文・問合せ／書店窓口〉TEL / 0436-23-3271　FAX / 0436-23-3272
　　　　〈編集〉TEL / 03-5319-7171
　　　　https://www.jnapc.co.jp

装　丁　安孫子正浩
印　刷　壮光舎印刷 株式会社